民国名医临证方药论著选粹

丛书总主编　王致谱　农汉才

孟河大家

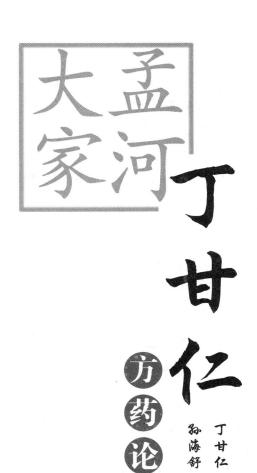

丁甘仁

方药论著选

丁甘仁　编著

孙海舒　整理

中国中医药出版社

·北京·

图书在版编目（CIP）数据

孟河大家丁甘仁方药论著选 / 丁甘仁编著；孙海舒整理 . —北京：中国中医药出版社，2016.10（2019.4 重印）

（民国名医临证方药论著选粹）

ISBN 978-7-5132-3084-1

Ⅰ . ①孟… Ⅱ . ①丁… ②孙… Ⅲ . ①方剂学 Ⅳ . ① R289

中国版本图书馆 CIP 数据核字（2016）第 010784 号

中 国 中 医 药 出 版 社 出 版

北京市朝阳区北三环东路 28 号易亨大厦 16 层

邮政编码 100013

传真 010 64405750

廊坊市晶艺印务有限公司印刷

各地新华书店经销

*

开本 710×1000 1/16 印张 14.5 字数 166 千字

2016 年 10 月第 1 版 2019 年 4 月第 2 次印刷

书号 ISBN 978-7-5132-3084-1

*

定价 49.00 元

网址 www.cptcm.com

如有印装质量问题请与本社出版部调换（010-64405510）

版权专有 侵权必究

社长热线 010 64405720

购书热线 010 64065415 010 64065413

微信服务号 zgzyycbs

书店网址 csln.net/qksd/

官方微博 http：//e.weibo.com/cptcm

淘宝天猫网址 http://zgzyycbs.tmall.com

《民国名医临证方药论著选粹》
丛书编委会

总主编：王致谱　农汉才

副主编：林亭秀　李　楠

编委会：(以下顺序按姓氏笔划排序)

王　英　王京芳　王致谱

叶　笑　农汉才　纪征瀚

江凌圳　孙海舒　李　楠

李　健　林亭秀　高　飞

内容提要

　　《药性辑要》，作者丁甘仁，初刊于1917年。该书分为三篇，分为药性总义、药性辑要卷上与药性辑要卷下。药性总义介绍了药物的气、味及其运用的总则；"药性辑要卷上"辑录了163种草部药；"药性辑要卷下"辑录了83种木部药、45种果部药、8种菜部药、23种金古部药、3种土部药、8种人部药、19种兽部药、5种禽部药、24种虫鱼部药以及药性赋。所选药物以《神农本草经》为主，又从《本草从新》中补入了部分药物，并标以"增补"二字以示区别。该书的文体以李士材《雷公炮制药性解》的骈体为主；对于增补部分，亦采用骈文，以便于诵读。该书对药物所增补的注释则采用《本草纲目》及《本草从新》。对于部分药物，还加了按语，专门介绍了用药的宜忌等。

　　《沐树德堂丸散集》，作者丁甘仁，初刊于1907年。该书先以功效与证类为纲，辑录了补益心肾、脾胃泄泻、痰饮咳嗽、诸风伤寒、诸火暑湿、痧气的162种丸散膏丹剂；又以科别为纲，辑录了妇科、儿科、眼科、外科63种丸散膏丹剂；后以剂型为纲，辑录了胶、膏、花露、药酒香油、膏药的64种方剂。书末，还辑录了丁氏经验内科33种、丁氏经验外科53种丸散膏丹剂。所辑录的方剂，并未列及药物组成、剂量、制作方法等，而是重点介绍了方剂的服用方法和功效。尤为可贵的是，篇末还附录了丁氏戒烟局的批示及膏丸及单稿、丁氏加减林文忠公真方戒烟补正丸、丁氏参燕百补戒烟膏丸等。该书是民国时期较全面的中成药集大成者之一，具有较大的参考价值。

前 言

在中医发展的历史长河中，民国是一个特殊的时期，它是古代中医与现代中医的转折点。在此时期，由于西医的强势造访，并携着"科学"以高姿态来论；中医除了以理论之，更注重的是以临床实效来争取话语权。因此，这一期造就了很多集理论与临床于一体的中医大家，如张锡纯、丁甘仁、恽铁樵等。他们的中医学著作，除了阐明中医学理，也大都具有较强的临床指导作用。而在这些著作中，最能体现他们临床经验与学术精华的，则集中在他们对药物应用与处方的阐释方面。为了能够更便于学习民国医家的学术经验，并将之用于临床与研究，我们此次精选了民国时期有代表性的七位名医：丁甘仁、张锡纯、恽铁樵、何廉臣、曹炳章、秦伯未、卢朋著，并将他们的药学与方剂学著作汇编成册，使读者更易于把握他们的临床经验与学术要点。通过方药互参，更便于临床医生将前辈们的经验转化到实践应用中，这对于传承民国中医学术和发扬中医的临床实用性都将起到良好作用。

此次的方药选集囊括了中医方药学著作的诸多层面，例如在方剂著作方面，不但有医家们的处方经验集，还有方剂学的教材讲义、方剂的科普通俗读物、膏方集、中成药手册等。所选的著作也均是方药学中该方向的代表性著作，如卢朋著的《方剂学讲义》，是当时最具代表性的方剂学教材；秦伯未的《膏方大全》，在当时的膏方著作中几乎无出其右者。另外值得一提的是，在这次编校中，曹炳章的《规定药品考正》与《经验随录方》，系由曹氏的手稿首次整理问梓，弥足珍贵。因时间与水平有限，还望读者们对此次编校的不足予以指正。

编　者

2016 年 4 月

整理说明

一、该书包括《药性辑要》和《沐树德堂丸散集》。《药性辑要》以 1917 年上海中医专门学校铅印本为底本;《沐树德堂丸散集》以清光绪三十三年石印本为底本。

二、凡底本不误而校本有误者，不改不注。底本引文虽有化裁，但文理通顺，意义无实质性改变者，不改不注。惟底本有误或引文改变原意时，方据情酌改。若仍存其旧，则加校记。

三、该书药名有与今通行之名用字不同者，为便利当代读者使用，一般改用通行之名［如"黄檗（蘗）"改作"黄柏"等］。

四、底本中医名词术语用字与今通行者不同者，为便利当代读者使用，一般改用通行之名（如"藏府"作"脏腑"等）。

五、底本目录与正文有出入时，一般依据其实际内容予以调整，力求目录与正文标题一致，不另加注。

六、凡底本中的异体字、俗写字，或笔画差错残缺，均径改作正体字，一般不出注。若显系笔误或误用之字，则径予改正，不出注。

七、书中疑难冷僻字及重要特殊术语，酌情予以简要注释。

八、为保存原著面貌，书中出现的犀角、虎骨等国家级保护动物药、禁用药等，仍予保留，读者在临证时应处以相应的替代品。

目 录
contents

药性辑要

沐树德堂丸散集

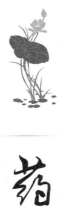

药性辑要

凡　例

一、良医用药，首在辨性，非经熟读，临时茫如。然药品既多，又无文意，读者苦之。《雷公药性赋》善矣，而未免太简。惟李先生士材编为骈体，便于诵读，诱掖后学，称便捷焉。故是编一以是书为主。

二、李氏原本药品主治漏载尚多，然过事兼收，亦滋淆杂。兹以《神农本经》为主，以《本草从新》为辅，择其尤要，审慎补入，特加"增补"二字，以示区别。

三、是编虽有补入，而于李氏原本概仍其书，惟原注有从删节者，固以限于篇幅，亦以尽委穷源，自有他书足资互证。至药品之气味与气味之所入，编成排句。药品之忌用，则于原注外兼采《本草从新》，以为临时之审酌。

四、增补之句，仿作骈语，以照一律。并鉴古人音声跌代之说，庶几诵读允谐。

五、李氏原本作录，凡四百二十有余，兹沿之分为上下二卷。惟世所常用之品，虽有因类补入者，而遗漏尚多，仍当再据《本草从新》续补一卷，以免遗珠之憾。

六、是书注释之增补，概从《本草纲目》《本草从新》引入，兼有一得，未敢混珠。泽周智提愧絜瓶，终虞鲜当，海内宏达，触类指伪，俾成万书，尤所后望者也。

民国六年一月　蒙河丁泽周甘仁甫认于上海之思补山房

药性总义

凡酸属木入肝，苦属火入心，甘属土入脾，辛属金入肺，咸属水入肾，此五味之义也。

凡青属木入肝，赤属火入心，黄属土入脾，白属金入肺，黑属水入肾，此五色之义也。

凡酸者能涩、能收，苦者能泻、能燥、能坚，甘者能补、能和、能缓，辛者能散、能润、能横行，咸者能下、能软坚，淡者能利窍、能渗泄，此五味之用也。

凡寒、热、温、凉，气也；酸、苦、甘、辛、咸、淡，味也。气为阳，味为阴（气无形而升故为阳，味有质而降故为阴）。气厚者为纯阳，薄为阳中之阴；味厚者为纯阴，薄为阴中之阳。气薄则发泄，厚则发热（阳气上行，故气薄者能泄于表，厚者能发热）；味厚则泄，薄则通（阴味下行，故味厚者能泄于下，薄者能通利）。辛甘发散为阳，酸苦涌泄为阴（辛散甘缓故发肌表，酸收苦泄故为涌泄）；咸味涌泄为阴，淡味渗湿为阳。轻清升浮为阳，重浊沉降为阴。清阳出上窍（本乎天者亲上，上窍七，谓耳、目、口、鼻），浊阴出下窍（本乎地者谓下，下窍二，谓前、后二阴）；清阳发腠理（腠理，肌表也。阳升散于皮肤，故清阳发之），浊阴走五脏（阴受气于五脏，故浊阴走之）；清阳实四肢（四肢为诸阳之本，故清阳实之），浊阴归六腑（六腑传化水谷，故浊阴归之）。此阴阳之义也。

凡轻虚者浮而升，重实者沉而降。味薄者升而生（春象），气薄者降而收（秋象），气厚者浮而长（夏象），味厚者浮而藏（冬象），味平者化而成（土象）。气厚味薄者浮而升，味厚气薄者沉而降，气味俱厚者能浮能沉，气味俱薄者可升可降。酸咸无升，辛甘无降，寒无浮，热无降。此升降浮沉之义也（李时珍曰：升者引之以咸寒，则沉而直达下焦；沉者引之以酒，则浮而上至巅顶。一物之中有根升梢降、生升熟降者，是升降在物亦在人也。凡根之在土中者，半身以上则上升，半身以下则下降。虽一药而根梢各别，用之或差，服亦无效）。

凡质之轻者上入心肺，重者下入肝肾；中空者发表，内实者攻里；为枝者达四肢，为皮者达皮肤，为心、为干者内行脏腑。枯燥者入气分，润泽者入血分。此上下内外各以其类相从也。

凡色青、味酸、气臊（臊为木气所化），性属木者，皆入足厥阴肝、足少阳胆经（肝与胆相表里，胆为甲木，肝为乙木）；色赤、味苦、气焦（焦为火气所化），性属火者，皆入手少阴心、手太阳小肠经（心与小肠相表里，小肠为丙火，心为丁火）；色黄、味甘、气香（香为土气所化），性属土者，皆入足太阴脾、足阳明胃经（脾与胃相表里，胃为戊土，脾为己土）；色白、味辛、气腥（腥为金气所化），性属金者，皆入手太阴肺、手阳明大肠经（肺与大肠相表里，大肠为庚金，肺为辛金）；色黑、味咸、气腐（腐为水气所化），性属水者，皆入足少阴肾、足太阳膀胱经（肾与膀胱相表里，膀胱为壬水，肾为癸水。凡一脏配一腑，腑皆属阳，故为甲丙戊庚壬；脏皆属阴，故为乙丁己辛癸也）。十二经中惟手厥阴心包络、手少阳三焦经无所主，其经通于足厥阴、少阳。厥阴主血，诸药入厥阴血分者并入心包络；少阳主气，诸药入胆经气分者并入三焦。命门相火散行于胆、三焦、心包络，故入命门者并入三焦。此诸药入诸经之部分。

人之五脏应五行，金木水火土，子母相生。经曰："虚则补其母，实则泻其子。"又曰："子能令母实。"如肾为肝母，心为肝子，故入肝者并入肾与心；肝为心母，脾为心子，故入心者并入肝与脾；心为脾母，肺为脾子，故入脾者并入心与肺；脾为肺母，肾为肺子，故入肺者并入脾与肾；肺为肾母，肝为肾子，故入肾者并入肺与肝。此五行相生、子母相应之义也。

凡药各有形性气质，其入诸经，有因形相类者（如连翘似心而入心，荔枝核似睾丸而入肾之类），有因性相从者（如润者走血分，燥者入气分，本乎天者亲上，本乎地者亲下之类），有因气相求者（如气香入脾、气焦入心之类），有因质相同者（如头入头、干入身、枝入肢、皮行皮。又如红花、苏木，汁似血而入血之类）。自然之理，可以意得也。

有相须者，同类不可离也（如黄柏、知母、补骨脂、胡桃之类）。为使者，我之佐使也。恶者，夺我之能也。畏者，受彼之制也。反者，两不可合也。杀者，制彼之毒也。此异同之义也。

肝苦急，急食甘以缓之（肝为将军之官，其志怒，其气急，急则自伤，反为所苦，故宜食甘以缓之，则急者可平，柔能制刚也）。肝欲散，急食辛以散之，以辛补之，以酸泻之（木不宜郁，故欲以辛散之，顺其性者为补，逆其性者为泻。肝喜散而恶收，故辛为补，酸为泻）。心苦缓，急食酸以收之（心藏神，其志喜，喜则气缓而虚神散，故宜食酸以收之）。心欲软，急食咸以软之，用咸补之，以甘泻之（心火太过则为躁越，故急宜食咸以软之。盖咸从水化能相济也。心欲软，故以咸软为补；心苦缓，故以甘缓为泻）。脾苦湿，急食苦以燥之（脾以运化水谷、制水为事，湿胜则反伤脾土，故宜食苦以燥之）。脾欲缓，急食甘以缓之，用苦泻之，以甘补之（脾贵冲和温厚，其性欲缓，故宜食甘以缓之。脾喜甘而恶苦，故苦为泻而甘为补也）。肺苦气上逆，急食苦以泄之（肺主气，行治节之令。气病则上逆于肺，故宜急食苦以降泄之）。肺欲收，急食酸以收之，用酸补之，以辛泻之（肺应秋气，主收敛，故宜食酸以收之。肺气宜聚不宜散，故酸收为补，辛散为泻）。肾苦燥，急食辛以润之。开腠理，致津液，通气也（肾为水脏，藏精者也。阴病者苦燥，故宜食辛以润之。盖辛从金，化水之母也。其能开腠理、致津液者，以辛能通气也。水中有真气，惟辛能达之，气至水亦至，故可以润肾之燥）。肾欲坚，急食苦以坚之，用苦补之，以咸泻之（肾主闭藏，气贵周密，故肾欲坚，宜食苦以坚之也。苦能坚，故为补；咸能软，故为泻）。此五脏补泻之义也。

酸伤筋（酸走筋，过则伤筋而拘急），辛胜酸（辛为金味，故胜木之酸）。苦伤气（苦从火化，故伤肺气，火克金也。又如阳气性升，苦味性降，气为苦遏则不能舒伸，故苦伤气），咸胜苦（咸为水味，故胜火之苦。按：气为苦所伤而用咸胜之，此自五行相制之理。若以辛助金而以甘泄苦，亦是捷法。盖气味以辛甘为阳，酸苦咸为阴。阴胜者，制之以阳；阳胜者，制之以阴。何非胜复之妙而其中宜否，则在乎用之权变尔）。甘伤肉，酸胜甘（酸为木味，故胜土之甘）。辛伤皮毛（辛能上气，故伤皮毛），苦胜辛（苦为火味，故胜金之辛）。咸伤血（咸从水化，故伤心血，水胜火也。食咸则渴，伤血可知），甘胜咸（甘为土味，故胜水之咸）。此五行相克之义也。

辛走气，气病无多食辛（《五味》论曰：多食之令人洞心。洞心，透心若空也）。咸走血，血病无多食咸（血得咸则凝结而不流。《五味》论曰：多食之令人渴）。苦走骨，骨病勿多食苦（苦性沉降，阴也。骨属肾，亦阴也。骨得苦则沉降，阴过盛，骨重难举矣。《五味》论曰：多食之令人变呕）。甘走肉，肉病勿多食甘（甘能缓中，善生胀满。《五味》论曰：多食之令人悗心。悗心，心闷也）。酸走筋，筋病勿多食酸（酸能收缩，筋得酸则缩。《五味》论曰：多食之令人癃。癃，小便不利也）。此五病之所禁也。

多食咸则脉凝泣而变色（水能克火，故病在心之脉与色也。《五味》论曰：心病禁咸），多食苦则皮槁而毛拔（火能克金，故病在肺之皮毛也。《五味》篇曰：肺病禁苦），多食辛则筋急而爪枯（金能克木，故病在肝之筋爪也。《五味》篇曰：肝病禁辛），多食酸则肉胝䐃而唇揭（胝，皮厚也，手足胼胝之谓。木能克土，故病在脾之肉与唇也。《五味》篇曰：脾病禁酸），多食甘则骨痛而发落（土能克水，故病在肾之骨与发也。《五味》篇曰：肾病禁甘）。此五味之所伤也。

风淫于内，治以辛凉，佐以苦甘，以甘缓之，以辛散之（风为木气，金能胜之，故治以辛凉。过于辛，恐反伤其气，故佐以苦甘。苦胜辛，甘益气也。木性急，故以甘缓之；风邪胜，故以辛散之）。热淫于内，治以咸寒，佐以甘苦，以酸收之，以苦发之（热为火气，水能胜之，故治以咸寒，佐以甘苦。甘胜咸，所以防咸之过也。苦能泻，所以去热之实也。热盛于经而不敛者，以酸收之。热郁于内而不解者，以苦发之）。湿盛于内，治以苦热，佐以酸淡，以苦燥之，以淡泻之（湿为土气，燥能除之，故治以苦热。酸从木化，制土者也，故佐以酸淡。以苦燥之者，苦从火化也。以淡泄之者，淡能利窍也）。火淫于内，治以咸冷，佐以苦辛，以酸收之，以苦发之（火者，壮火也，故宜治以咸冷。苦能泄火，辛能散火，故用以为佐。酸收苦发，义与上文热淫同治）。燥淫于内，治以苦温，佐以甘辛，以苦下之（燥为金气，火能胜之，治以苦温，苦从火化也。佐以甘辛，木受金伤，以甘缓之。金之正味，以辛泻之也。燥结不通则邪实于内，故当以苦下之）。寒淫于内，治以甘热，佐以苦辛，以咸泻之，以辛润之，以苦坚之（寒为水气，土能制水，热能制寒，故治以甘热。甘从土化，热从火化也。佐以苦辛等，义如《脏气法时论》曰：肾苦燥，急食辛以润之。肾欲坚，急食苦以坚之。用苦补之，咸泻之也）。此六淫主治各有所宜也。

凡药须俟制焙毕，然后秤用，不得先秤。湿润药皆先增分两，燥乃秤之。

凡酒制升提，姜制温散。用盐走肾而软坚，用醋注肝而收敛。童便除劣性而降下，米泔去燥性而和中。乳润枯生血，蜜甘缓益元。陈壁土藉土气以补中州，面煨曲制抑醋性勿伤上膈。黑豆甘草汤渍并解毒，致令平和；羊酥猪脂涂烧咸渗骨，容易脆断。去穰者免胀，去心者除烦。此制治各有所宜也。（《本草》所谓黑豆、乌豆，皆黑大豆也。苏颂曰：紧小者为雄，入药尤佳。宗奭曰：小者力更佳。皆谓黑大豆之较小者，非世俗所称马料豆也。世俗所谓马料豆，即绿豆也。绿豆性温热，味涩劣，乃豆中之最下之品，以其野生，价最低贱，北方甚多，故喂马用之。盖凡豆皆可作马料，而莫有如此豆之价廉也。今药肆中煮何首乌不用黑大豆而用绿豆，甚谬。并有将煮过首乌之绿豆伪充淡豆豉，尤属可笑。市医每有以绿豆皮可用也，因时珍混注绿豆即小黑豆，以致后人多误。）

用药有宜陈久者（收藏高燥处又必时常开着，不令微蛀），有宜精新者。如南星、半夏、麻黄、大黄、木贼、棕榈、芫花、槐花、荆芥、枳实、枳壳、橘皮、香栾、佛手柑、山茱萸、吴茱萸、燕窝、蛤蚧、糖壁土、秋石、金汁、石灰、米、麦、酒、酱、醋、茶、姜、芥、艾、墨、蒸饼、诸曲、诸胶之类，皆以陈久者为佳。或取其烈性灭，或取其火气脱也（凡煎阿胶、鹿胶等只宜微火令小沸，不得过七日。若日数多，火气太重，虽陈之至久，火气终不能脱，服之不惟无益，反致助火伤阴也。煎膏滋亦宜微火，并不可久煎。阴虚有火之人一应药饵、食物最忌煎炒，修合丸子宜将药切绝薄片子，蒸烂，熟捣为丸。若用火制焙，不但不能治病，反致发火伤阴，旧疾必更作也）。余则俱宜精新。若陈腐而欠鲜明，则气味不全，服之必无效。唐耿伟诗云：朽药误新方。正谓是也。此药品有新陈之不同，用之贵各得其宜也。

药性辑要卷上

草 部

人参[1]　味甘，微寒，入于脾、肺（寒：原本[2]作温[3]，今从《神农本草》改正）。

补气安神，除邪益智。疗心腹虚痛，除胸胁逆满。止消渴，破坚积。气壮而胃自开，气和而食自化。

人参无毒，茯苓为使，恶卤碱，反藜芦，畏五灵脂。产辽东宁古塔，其色黄中带白、大而肥润者佳。

人参得阳和之气，能回元气于垂亡，气足则神安，正旺则邪去。益智者，心气强则善思而多智也。真气虚者，则中寒而痛，胸满而逆。阳春一至，寒转为温，否转为泰矣。气入金家，金为水母，渴藉以止矣。破积消食者，脾得乾建之运耳。

按：人参壮类入形，功魁群草，第宜有不宜用者。世之录其长者，遂忘其短；摘其瑕者，并弃其瑜。或当用而后时，或非宜而妄投，不蒙其利，只见其害，遂使良药见疑于世，粗工互腾其口，良可恨也。人参能理一切

---

[1] 人参：因产地和加工方法不同，分红参类人参和白参类人参。
[2] 原本：当指《本草从新》。
[3] 温：红参类人参"甘、微苦，温"；白参类人参"甘、微苦，平"。

虚证，气虚者，固无论矣；血虚者，亦不可缺。无阳则阴无以生，血脱者补气，自古记之。所谓肺热还伤肺者，肺脉洪实，火气方逆，血逆妄行，气尚未虚，不可骤用。痧疹初发，身虽热而斑点未形，伤寒始作，症未定而邪热方炽，若误投之，鲜克免者。多用则宣通，少用反壅滞。

生地黄　甘寒之味，入心肝与脾肾。

凉血补阴，祛瘀生新，养筋骨，益气力，理胎产，主劳伤，通二便，消宿食。心病而掌中热痛，脾病而痿躄贪眠。（增补）骨髓能填，肌肉可长。

地黄无毒，恶贝母，忌铜、铁、葱、蒜、萝卜诸品。产怀庆，黑而肥实者佳。

生地黄性寒而润，胃虚食少，脾虚泻多，均在禁例。姜酒拌炒，则不妨胃。

按：生地黄即今之干地黄。

熟地黄　味、性、畏、忌与生地同。

滋肾水，封填骨髓；利血脉，补益真阴。久病余胫股酸痛，新产后脐腹急疼。

熟地黄用砂锅柳甑，衬以荷叶，将黄酒润生地，用缩砂仁粗末拌蒸，盖覆极密，文武火蒸半日，取起，晒极干，如是九次，令中心透熟，纯黑乃佳。姜酒拌炒，则不泥膈。

天门冬　味甘，寒，入肺与肾。

定喘定嗽，肺痿肺痈，是润燥之力也；益精益髓，消血消痰，非补阴之力欤。善杀三虫，能通二便。（增补）治伏尸以奏效，祛风湿而有功。

天门冬无毒，地黄、贝母为使，忌鲤鱼。去心用，取肥大明亮者酒蒸。

天门冬性寒而滑，若脾虚而泄泻恶食，大非所宜，即有其证，亦勿轻投。

甘寒养阴，肺肾虚热之要药也。热则生风，热清而风自去。湿乃热湿，热化而湿亦除。肾为作强之官而主骨，湿热下流使人痿，善祛湿热而骨强也。虚而内热，三虫生焉；补虚祛热，三虫杀矣。肺喜清肃，火不乘金，故曰保也。咳喘痈痿，血痰燥渴，保肺之后，莫不疗之。伏热在中，饮食不为肌肤，邪热清而肌肤得其养矣。肺金不燥，消渴自止。气化及于州都，小便自利。

麦门冬　味甘，微寒，入肺与心。

退肺中伏火，止渴益精；清心气惊烦，定血疗咳。（增补）心腹结气，伤中伤饥，是之取尔。胃络脉绝，羸瘦短气，无不宜焉。

麦门冬无毒，地黄、车前为使，恶款冬花，忌鲫鱼。肥白者佳，去心用。

麦门冬与天门冬功用相当，寒性稍减，虚寒泄泻之人似宜忌之。

麦门冬禀秋金之微寒，得西方之正色，故清肺多功。心火焦烦，正为盛暑，秋风一至，炎蒸若失。心主血，心即清宁，妄行者息。脾受湿热，则肌肉肿而肠胃满，热去即湿除，肿满者自愈。金不燥则不渴，金水生则益精。

白术　甘温而苦，入脾、胃经。

健脾进食，消谷补中。化胃经痰水，理心下急满，利腰脐血结，祛周身湿痹。君枳实以消痞，佐黄芩以安胎。

白术无毒，防风为使，忌桃、李、青鱼。产於潜者佳。米泔水浸半日，土蒸，切片，蜜水拌匀，止宜炒黄，炒焦则气味全失。

白术甘温，得土中之冲气，补脾胃之神圣也。脾胃健于精输，新谷善进，宿谷善消；土旺自能胜湿，痰水易化，急满易解。腰脐间血，周身之痹，皆湿停为害，湿去则安矣。消痞者，强脾胃之力也；安胎者，化湿热之功耳。

按：白术，赞云：味重金浆，芳逾玉液，百邪外御，六腑内充。察草木之胜速益于己者，并不及之术多功也。但阴虚燥渴、便闭滞下、肝肾筑筑有动气者勿服。

苍术　辛温而苦，入于脾经。

燥湿消痰，发汗解郁。除山岚瘴气，弭灾渗恶疾。

苍术无毒，畏、恶同白术。产茅山者佳。泔浸蒸晒。

苍术为湿家要剂，痰与气俱化，辛温快气；汗与郁并解，芳气辟邪，得天地之正气者钦！

按：苍术与白术功用极似，补中逊之，燥性过之。无湿者便不敢用，况于燥证乎。

甘草　甘平之味，入于脾经。

补脾以和中，润肺而疗痿。止泻退热，坚筋长肌，解一切毒，和一切药。梢：止茎中作痛。节：医肿毒诸疮。

甘草无毒，白术为使，反大戟、芫花、甘遂、海藻。恶远志，忌猪肉。令人阳痿。

外赤内黄，备坤离之色；味甘气平，资戊己之功；调和群品，有元老之称；普治百邪，得王道之用。益阴除热，有裨金宫，故咳嗽、咽痛、肺痿均治也；专滋脾土，故泻痢、虚热、肌肉均赖也。诸毒遇土则化，甘草为九土之精，故百毒化。热药用之缓其热，寒药用之缓其寒。理中汤用之恐其僭上，承气汤用之恐其速下。

按：甘草生用气平而泻火，炙用气温而补中。甘能作胀，中满者忌之，呕家酒家亦忌。大而结者良，出大同名粉草，细者名统草。

黄芪　味甘，微温，入于脾、肺。

补肺气而实皮毛，敛汗托疮，解渴定喘；益胃气而祛肤热，止泻生肌，补虚治痨。（恶）风（大）癫急需，痘（虚）疡（科）莫缺。（增补）疗五痔，散鼠瘘。小儿则百病咸宜，久败之疡疮尤要。

黄芪无毒，茯苓为使，恶龟甲、白鲜皮，畏防风。蜜炙透，形如箭杆者佳。绵软而嫩无丫枝。

种种功勋，皆是补脾实肺之力。能理风癫者，经谓：邪之所凑，其气必虚。气充于外，邪无所容耳。

按：黄芪实表，有表邪者勿用。助气，气实者勿用。肝气不和亦禁用，阴虚者亦少用。恐升气于表，而里愈虚耳。生用固表，炙用补中。

远志　味苦、辛，温，入于心、肾。

定心气，止惊益智；补肾气，强志益精。治皮肤中热，令耳目聪明。（增补）疗咳逆而愈伤中，补不足以除邪气。

远志无毒，畏珍珠、藜芦，杀附子毒。冷甘草汤浸透，去水焙干。山西白皮者良，山东黑皮者次之。

心君镇定，则震撼无忧；灵机善运，故止惊益智。水府充盈，则坚强称职；闭蛰封藏，故强志益精。水旺而皮热可除，心安而耳目自利。

按：远志，水火并补，殆交坎离而成既济者耶！本功外善疗痈毒，敷服皆奇。苦以泄之，辛以散之之力也。

菖蒲　味辛，温，入于心、脾。

宣五脏，耳聪目明；通九窍，心开智长。风寒湿痹宜求，咳逆上气莫缺。止小便利，理脓巢疮。（增补）能治疮痈，并温肠胃。

菖蒲无毒，秦艽为使，恶麻黄，忌饴糖、羊肉，勿犯铁器，令吐逆。石生、细而节密者佳。菖蒲禀孟夏之气，合茫草之辛，芳香利窍，辛温达气，心脾之良药也。故善宣通，能疗湿痹。

按：菖蒲香燥，阴血不足者禁之，精滑汗多者尤忌。惟佐地黄、门冬之属，资其宣导，臻于太和。雷公云：泥菖、夏菖，其二件相似，但气味腥秽，形为竹根。

葳蕤 味甘，平，入于脾、肺、肝、肾。

润肺而止嗽痰，补脾而祛湿热，养肝而理眦伤泪出，益肾而除腰痛茎寒。（增补）治中风暴热，不能动摇；疗结肉跌筋，臻于和润。

葳蕤无毒，亦名肥玉竹。畏卤碱，蜜水拌蒸，去毛，或酒浸蒸用。

葳蕤滋益阴精，与地黄同功；增长阳气，与人参同力。润而不滑，和而不偏。譬诸盛德之人，无往不利。

薯蓣 味甘，平，入心、脾、肾。

益气长肌，安神退热。补脾除泻痢，补肾止遗精。

薯蓣无毒，一名山药。蒸透用。零余子：系山药藤上所结子，甘温，功用强于山药。

山药得土中冲气，禀春之和气，故主用如上。比之金玉君子，但性缓，多用方效。

按：山药与麦同食，不能益人。

薏苡仁 味甘，微寒，入于脾、肺。

祛风湿，理脚气拘挛；保燥金，治痿痹咳嗽。泻痢不能缺也，水胀其可废乎。

薏仁无毒，洗净晒炒。

薏仁得地之燥，禀秋之凉，能燥脾湿，善祛肺热。

按：大便燥结，因寒转筋及妊娠者并禁之。

木香　辛温之味，入肺、脾、肝。

平肝降气，郁可开而胎可安；健胃宽中，食可消而痢可止。何患乎鬼邪蛊毒，无忧于冷气心疼。（增补）地气腾则霖降，梦寐少而魇寐除。

木香无毒，生用理气，煨熟止泻。番舶上来，形如枯骨，味苦黏舌者良。

气味纯阳，故辟邪止痛。吐泻，脾疾也；停食，亦脾疾也。土喜温燥，得之即效。气郁气逆，肝疾也，木喜疏通，得之即平。胎前须顺气，故能安胎。

按：木香香燥而偏于阳，肺虚有热、血黏而燥者戒用。

石斛　味甘，平，入胃与肾。

清胃生肌，逐皮肤虚热；强肾益精，疗脚膝痹弱。厚肠止泻，安神定惊。（增补）益阴也而愈伤中，清肺也则能下气。

石斛无毒，恶巴豆，畏僵蚕。酒浸酥拌蒸，光泽如金钗，股短中实味甘者良。

入胃清湿热，故理痹证泄泻；入肾强阴，故理精衰骨痛。其安神定惊，兼入心也。

按：石斛宜于汤液，不宜入丸，形长而细且坚，味甘不苦为真。误用木斛，味大苦，饵之损人。虚而无火者不得混用。

牛膝　味苦、酸，平，入肝与肾。

壮筋骨，利腰膝，除寒湿，解拘挛。益精强阴，通经堕胎。理膀胱气化迟难，引诸药下行甚捷。（增补）热伤以愈，火烂能完。

牛膝无毒，恶鳖甲，忌牛肉，酒蒸。出怀庆府。长大肥润者佳。

肝为血海而主筋，血海得补，则经通而挛急者解矣。骨者，肾之司也；腰者，肾之府也；精者，肾之滋也；小便者，肾所主也。补肾则众疾咸安。堕胎者，以其破血下行也。

按：牛膝主用多在肝肾下部，上焦药中勿入。气虚下陷、血崩不止者戒用。

芎䓖 辛温之味，入于肝经。

主头痛面风，泪出多涕，寒痹筋挛，祛瘀生新，调经种子，长肉排脓。小者名抚芎，止痢且开郁。

芎䓖无毒，白芷为使，畏黄连。蜀产为川芎，秦产为西芎，江南为抚芎，以川产大块、里白不油、辛甘者良。

辛甘发散为阳，故多功于头面，血和则去旧生新，经调而挛痹自解。长肉排脓者，以其为血中气药也。抚芎之止痢开郁，亦上升辛散之力。

按：芎䓖性散味辛，凡虚火上炎、呕吐咳逆者忌之。《衍义》云：久服令人暴亡，为其辛喜归肺，肺气偏胜，金来贼木，肝必受侮，久则偏绝耳。

当归 味甘、辛，温，入心、肝、脾。

祛瘀生新，舒筋润肠。温中止心腹之痛，养营疗肢节之疼。外科排脓止痛。女科沥血崩中。（增补）煮汁允良，种子宜用。

当归无毒，畏菖蒲、海藻、生姜，酒洗去芦。川产力刚善攻，秦产力柔善补。以秦产头圆、尾多、肥润，名马尾当归者良。

心主血，脾统血，肝藏血，归为血药，故入三经，而主治如上。《本经》首言主咳逆上气，辛散之勋也。头止血，尾破血，身补血，全和血。能引诸血各归其所当归之经，故名当归。气血昏乱，服之即定。

按：当归善滑肠，泄泻者禁用。入吐血剂中，须醋炒之。

白芍药　味苦、酸，微寒，入肝、脾、肺（"苦平"二字，从《神农本草》改正）。

敛肺而主胀逆喘咳，腠理不固；安脾而主中满腹痛，泻痢不和；制肝而主血热目疾，胁下作痛。（增补）气本苦平，功昭泄降，能治血痹坚积，何虞寒热疝瘕。

白芍药无毒，恶石斛、芒硝，畏鳖甲、小苏及藜芦，煨熟酒焙。

酸敛下降，适合秋金，故气宁而汗止，专入脾经血分，能泻肝家火邪，故功能颇多。一言以蔽之，敛气凉血而已矣！

按：白芍药之寒性未若黄连之苦寒，而寇氏云：减芍药以避中寒。丹溪云：产后勿用芍药，恐致寒伐生生之气。嗟乎！药之寒者，行杀伐之气，达生长之机，虽微寒如芍药，古人仍谆谆告诫，况大苦大寒之药，其可肆用而莫之忌耶?!

赤芍药　酸寒之味与白芍同。

专行恶血，兼利小肠。（增补）泻肝火，治血痹。腹痛胁痛、疝瘕坚积服之瘥；经闭肠风、痈肿目赤服之愈。

赤芍药无毒，虚者忌用。酒炒制其寒，妇人血分醋炒，下痢不炒。

五味子　味甘而酸，入于肺、肾。其中有核，苦、咸、辛，温。

滋肾经不足之水，强阴涩精，除热解渴；收肺气耗散之金，疗咳定喘，敛汗固肠。

五味无毒，苁蓉为使，恶葳蕤。嗽药生用，补药微焙。北产紫黑者佳，南产色红而枯。若风寒在肺，宜南者。

洁古云：夏服五味，使人精神顿加，两足筋力涌出。东垣云：收瞳神散大，火热必用之药。丹溪云：收肺保肾，乃火嗽必用之药。五味功用虽多，收肺保肾四字足以尽之。

按：五味乃要药，人多不敢用者，寇氏虚热之说误之耳。惟风邪在表、痧疹初发、一切停饮、肺有实热，皆禁之。

丹参 味苦而寒，入于心经。

安神散结，益气养阴；祛瘀血，生新血；安生胎，落死胎；胎前产后，带下崩中。（增补）固破癥而除瘕，亦止烦而愈满。

丹参无毒，畏咸水，反藜芦。

色合丙丁，独入心家，专主血证，古称丹参一味与四物同功，嘉其补阴之绩也。

按：丹参虽能补血，长于行血，妊娠无故勿服。《神农本草》谓其气平，而将信然。

沙参 味苦，微寒，入太阴肺。

主寒热咳嗽，胸痹头痛，定心内惊烦，退皮间邪热。（增补）治火亢血结之恙，擅补中益肺之功。

沙参无毒，恶防己，反藜芦。白色长大者良。南沙参功同沙参，而力稍逊，色稍黄，小而短。近有一种味带辣者，不可用。

气轻力薄，非肩宏任天之品也。人参甘温体重，专益肺气，补阳而生阴。沙参甘寒体轻，专清肺热，补阴而制阳。

按：沙参性寒，脏腑无实热及寒客肺经而咳嗽者勿服。

玄参　味苦、咸，微寒，入少阴肾经。

补肾益精，退热明目。伤寒斑毒，瘰证骨蒸。解烦渴，利咽喉。外科瘰疬痈疽，女科产乳余疾。

玄参无毒，恶黄芪、干姜、大枣、山茱萸，反藜芦，忌铜器。取青白者蒸过晒干，黑润者佳。

色黑味咸，肾家要药。凡益精明目、退热阴蒸，皆壮水之效也。至为咽痛烦渴、斑毒瘰疬，皆肺病也。正为水虚火亢，金受贼邪，第与壮水，阳焰无光。已产乳余疾，亦属阴伤，数应并主。

按： 玄参寒滑，脾虚泄泻者禁之。

苦参　味苦而寒，入少阴肾。苦参子，俗名雅弹子。

除热祛湿，利水固齿，痈肿疮疡，肠澼下血。（增补）主心腹结气，亦明目止泪。

苦参无毒，玄参为使，恶贝母、菟丝、漏芦，反藜芦。泔浸一宿，蒸过曝干。

味苦性寒，纯阴之品，故理湿热有功。疮毒肠澼，皆湿蒸热郁之愆，宜其咸主。齿乃骨之余，清肾者自固耳。

按： 苦参，大苦大寒，不惟损胃，兼且寒精，向非大热，恶敢轻投。

知母　味苦而寒，入肺与肾。

清肺热而消痰润咳，泻肾火而利水滑肠。肢体浮肿为上剂，伤寒烦热号神良。（增补）补寒水于不充，益五脏之阴气。

知母无毒，忌铁器。肥白者佳。去毛，盐酒炒透，上行酒浸，下行盐水拌。

泻肾家有余之火，是其本功。至夫清金治肿诸效，良由相火不炎，自当驯致也。

按：知母阴寒，不宜多服，近世理痨尊为上品，往往致泄泻而毙。故肾虚阳痿，脾虚溏泄不思食、不化食者，皆不可用。

贝母 味辛而苦，微寒，入于心、肺。

消痰润肺，涤热清心，喘咳红痰要矣，胸中郁结神哉！（增补）乳难与风痉咸宜，疝瘕共喉痹兼要。

贝母无毒，厚朴为使，畏秦艽，反乌头。去心，糯米炒拌，米熟为度。川产最佳。象山贝母，体坚味苦，去时感风痰。土贝母形大，味苦，治外科。

贝母性滑，痰在脾经则禁用。故寒痰、风痰、湿痰、食积痰、肾虚水为痰，亦非贝母所司。辛宜归肺，苦宜归心，大抵心清气降，肺赖以宁，且润而化痰，故多功于西方也。

按：汪机曰：俗以半夏燥而有毒，代以贝母，不知贝母治肺经燥痰，半夏治脾土湿痰，何可代耶？脾为湿土，故喜燥。肺为燥金，故喜润。若痰在脾经，误用贝母之润，投以所恶，可翘首待毙。

紫菀 味苦、辛，温，入太阴肺。

主痰喘上气，尸疰劳伤，咳吐脓血，通利小肠。（增补）治胸中寒热之结气，去蛊毒痿躄以安五脏。

紫菀无毒，款冬花为使，恶远志，畏茵陈。洗净，蜜水炒。白者为女菀。苦能下达，辛可益金，故吐血保肺收为上品。虽入至高，善于下趋，使气化及于州都，小便自利，人所不知。

按：紫菀辛温，暂用之品。阴虚肺热者不宜专用，多用需地黄、门冬共之。

百合 味甘，微寒，入心与脾。

保肺止咳，祛邪定惊，止涕泪多，利大小便。（增补）腹胀心痛可治，补中益气允谐。

百合无毒，花白者入药。

君主镇定，邪不能侵；相傅清肃，咳嗽可疗。涕泪，肺肝热也；二便不通，肾经热也。清火之后，复何患乎？仲景云：行往坐卧不安，如有神灵，谓之百合病，以百合治之，是亦清心安神之效欤！

按： 百合通二便，中寒下陷者忌。

天花粉 味苦，寒，入心、脾。

止渴退烦热，消痰通月经。排脓散肿，利膈清心。实名栝楼，主疗结胸；其子润肺，主化燥痰。

天花粉无毒，枸杞为使，恶干姜，畏牛膝、干漆，反乌头。

消痰解热是其职，专通经者，非若桃仁、姜黄之直行血分，热清则血不瘀耳。旧称补虚，亦以退热为补，不可不察。

按： 天花粉禀清寒之气，脾胃虚寒及泄泻者忌用。

续断 味苦、辛，微温，入于肝经。

补劳伤，续筋骨，破瘀结，利关节，缩小便，止遗泄。痈毒宜收，胎产莫缺。（增补）通妇人之乳滞，散经络之伤寒。

续断无毒，地黄为使，恶雷丸。酒浸焙。

补而不滞，行而不泄，故外科、妇科取用多宏也。川产者良，壮如鸡肚皮，黄皱节断者真。

按： 雷公云：草茆根似续断，误用令人筋软。

秦艽　味苦、辛，平，入于肝、胃。

祛风活络，养血舒筋。骨蒸黄疸，利水通淋。

秦艽无毒，菖蒲为使，畏牛膝，左纹者良。

秦艽长于养血，故能退热舒筋；治风先治血，血行风自灭，故疗风无问久新；入胃祛湿热，故小便利而黄疸愈也。

按：下部虚寒及小便不禁、大便滑者忌用。

木通　味辛、甘、淡，平，入心与小肠。

治五淋，宣九窍，杀三虫，利关节，通血脉，开关格。行经下乳，催生堕胎。通草味淡，专利小便，下乳催生。(增补)治恶蛊之滋生，除脾胃之寒热。

木通无毒，色白而梗细者佳。

功用虽多，不出"宣通气血"四字。东垣云：甘淡能助西方秋气下降，专泄气滞。肺受邪热，气化之源绝，则寒水断流，宜此治之。君火为邪，宜用木通；相火为邪，宜用泽泻。利水虽同，用各有别。

按：木通性通利，精滑气弱、内无湿热、妊娠者均忌。

泽泻　味甘、咸，微寒，入肾、膀胱。

主水道不通、淋涩肿胀，能止泄精，善去胞垢。(增补)风寒湿痹可愈，消渴泻痢亦良。

泽泻无毒，畏文蛤。去皮，酒润焙。

种种功能皆由利水，何以又止泄精乎？此指湿火为殃，不为虚滑者言也。李时珍曰：八味丸用泽泻者，古人用补，必兼泻邪，邪去则补剂得力，专一于补，必致偏胜之害也。

按：泽泻善泻，故称补虚者误矣。扁鹊谓其害眼者确也。病人无湿，肾虚精滑，目虚不明，切勿轻与。

车前子　气味甘，寒，入于肺、肝、小肠。

利水止泻，解热催生，益精明目，开窍通淋。用其根叶，行血多灵。

车前子无毒，酒拌蒸晒。

利水之品，乃云益精何也？男女阴中各有二窍，一窍通精，乃命门真阳之火；一窍通水，乃膀胱湿热之水。二窍不并开，水窍开，则湿热外泄，相火当宁。精窍当闭，久久精足，精足则自明。《明医杂著》①云：服固精药，久服此，行房即有子。

按：阳气下陷，肾气虚脱，勿入车前。车前子入滋补药酒蒸，入利水泄泻药炒研。车前草甘寒凉血，祛热通淋明目。

萹蓄　味甘，平，入膀胱。

利水治癃淋，杀虫止疮疾。（增补）蛔咬腹痛可用，妇人阴蚀尤良。

萹蓄无毒，治癃及疮，皆祛湿热也。

按：萹蓄直遂，不能益人，不宜恒用。

灯心　淡平之味，入心、小肠。

清心必用，利用偏宜。烧灰吹喉痹，涂乳治夜啼。

灯心无毒，粳粉浆之，晒干为末，入水淘之，浮者是灯心。

按：中寒、小便不禁者忌之。

萆薢　气味苦，平，入于胃、肝。

主风寒湿痹，腰膝作疼，即可去膀胱宿水，反能止失溺便频。（增补）疗热气与恶疮，治茎痛之遗浊。

萆薢无毒，薏苡为使，畏葵根、大黄、柴胡、前胡。有黄白二种，白者良。

---

① 《明医杂著》：原为《明医杂录》，疑误而改。

主用皆祛风湿，补下元。杨子建曰：小便频，茎内痛，必火腑热闭，水液只就小肠，火腑愈加燥竭。因强忍房事，有瘀腐壅于小肠，故痛。此与淋证不同。宜萆薢（盐炒）一两煎服，以葱汤洗谷道即愈。肾受土邪则水衰，肝夹相火来复母仇，得萆薢渗湿，则土安其位，水不受伤矣。

按：萆薢本除风湿，为阴虚火炽、溺有余涩及无湿而肾虚腰痛皆禁。

菝葜、土茯苓，与萆薢形虽不同，主治相仿。总之除湿祛风，分清祛浊，恶疮化毒，又能补下焦。忌茗、醋。

白鲜　苦寒之味，入于脾经。

主筋挛死肌，化湿热毒疮。（增补）风痹要药，利窍称良。治黄疸咳逆淋涩，愈女子阴中肿痛。

白鲜无毒，恶桔梗、茯苓、萆薢。四川产者良。

地之湿气盛，则害人皮肉筋脉，白鲜皮善除湿热，故疗肌死、筋挛、毒疮。

按：下部虚寒之人，虽有湿热之证，弗敢饵也。

金银花　味甘，平，入于脾。

解热消痛，止痢宽膨。（增补）养血治渴，补虚疗风。除热而肠澼血痢可瘳，解毒则杨梅恶疮尤要。

金银花无毒。

禀春气以生，性极中和，故无禁忌。今人但入疮科，志其治痢与胀，何金银花之塞于遇乎？

按：其藤叶名忍冬，但气虚食少、脓清便泻者勿用。

甘菊花　味甘，微寒，入于肺、肾。

主胸中热，去头面风、死肌湿痹、目泪头疼。

甘菊花无毒，枸杞、桑白皮为使，去皮、蒂。杭产者良。

独禀金精，善制风木。"高巅之上，惟风可到"，故主用多在上部。目者，肝之窍也；泪者，肝之热也。宜其瘳也。

升麻　味甘、苦，平，入肺、胃、脾、大肠。

解百毒，杀精鬼，辟疫瘴，止喉疼、头痛、齿痛、口疮、斑疹。散阳明风邪，升胃中清气。（增补）蛊毒能吐，腹痛亦除。

升麻无毒。青色者佳。忌火。

禀极清之气，升于九天，得阳气之全者也，故杀鬼辟邪。头喉口齿皆在高巅之上，风邪斑疹皆在清阳之分，总获其升清之益。凡气虚下陷，为泻痢、崩、淋、脱肛、遗浊，须其升提。虚人之气，升少降多。《内经》曰：阴精所升其人寿，阳精所降其人夭。东垣取入补中汤，独窥其微矣。

按：升麻属阳，性升。凡吐血、鼻衄、咳嗽多痰、阴虚火动、气逆呕吐、怔忡、癫狂，切勿投也。

柴胡　味苦，微寒，入于肝、胆。

主伤寒疟疾，寒热往来，呕吐胁痛，口苦耳聋，痰实结胸，饮食积聚，心中烦热，热入血室，目赤头痛，湿痹水胀。银州产者治肝劳骨蒸、五疳羸热。

柴胡无毒，恶皂荚，畏藜芦，忌见火。产江南古城者佳。外感生用，内伤升气酒炒用根，治中及下降用梢。有汗，咳者，蜜水拌炒。

禀初春微寒之气，春气生而升，为少阳胆经表药。胆为清净之府，其经在半表半里，不可汗，不可吐，不可下，法当和解，小柴胡汤是也。邪结则有烦热积聚等症，邪散则自解矣。肝为春令，至于升阳，故阳气下陷不可缺。主治多端，不越乎肝胆之咎。去水胀湿痹者，风能胜湿也。治劳与痨证乃银州柴胡，别有一种。

按：柴胡，少阳经半表半里之药。病在太阳者，服之太早，则引贼入门；病在太阴经者，复用柴胡，则重伤其表。世俗不知柴胡之用，每遇伤寒，传经未明，以柴胡汤为不汗、不吐、不下，可以藏拙，辄混用之，杀命不可胜数矣！痨证惟在肝经者用之，若气虚者，不过些小助参芪，非用柴胡退热也。若遇痨证，便用柴胡，不死安待？惟此一味，贻祸极多，表而出之。

前胡　味苦，微寒，入肺、脾、大肠。

散结而消痰定喘，下气以消食安胎。（增补）辛解风寒，甘理胸腹。苦泄厥阴之热，寒散太阳之邪。

前胡无毒，半夏为使，恶皂荚，畏藜芦。冬月采者良。

时珍曰：前胡主降，与柴胡上升者不同，气降则痰亦降矣。安胎化食，无非下气之力也。前胡祛风痰，与半夏祛湿痰、贝母治燥痰者各别也。

按：前胡治气实风痰，凡阴虚火动之痰及不因外感而有痰者，法当禁之。

独活　味苦、甘，平①，入小肠、膀胱、肝、肾。

风寒湿痹，筋骨挛疼，头旋掉眩，颈项难伸。（增补）风热齿痛称良，奔豚疝瘕并治。

独活无毒。形虚大，有白如鬼眼、节疏色黄者，为独活；色紫节密，气猛烈者，为羌活。并出蜀汉。

本入手足太阳表里引经，又入足少阴厥阴，小无不入，大无不通，故即散八风之邪，兼利百节之痛。时珍曰：独活、羌活乃一类两种，中国者

---

① 味苦、甘，平：此处疑有误。《神农本草经》：独活味辛、苦，性温。

为独活，色黄气细，可理伏风；西羌者为羌活，色紫气雄，可理游风。

按：独活、羌活皆主风疾，若血虚头痛①及遍身肢解痛误用风药，反致增剧。

细辛　辛温之味，入心、小肠。

风寒湿痹，头痛鼻塞，下气破痰，头面游风，百节拘挛，齿痛目泪。

细辛无毒，恶黄芪、山茱萸，畏滑石，反藜芦。北产者细而香，南产者大而不香。

味辛性温，禀升阳之气，而为风剂。辛者开窍，故主疗上，单服未至一钱，令人闷绝，辛药不可多用也。

按：细辛燥烈，凡血虚内热因成头痛咳嗽者，痛戒之。

茺蔚子　味辛，微寒，入厥阴肝。

明目益精，行血除水。叶名益母，功用相当。补而能行，辛而能润，为胎产要药。

茺蔚子无毒，忌铁。

按：子与叶皆善行走，凡崩漏及瞳神散大者禁用。

防风　味苦、辛，温，入肺、小肠、膀胱。

大风、恶风，风邪周痹，头面游风，眼赤多泪。(增补)经络留湿，脊痛项强。

防风无毒，畏萆薢，恶干姜、芫花，杀附子毒。色白而润者佳。

能防御外风，故名防风，乃风药中润剂也。卑贱之卒，随所引而至，疮科多用之，为其风湿交攻耳。

按：防风泻肺实，肺虚有汗者勿用。若血虚痉急头痛，不因风寒泄泻，

---

① 若血虚头痛：原文作"若血头痛"，据文意及医理疑脱"虚"字，现补上。

不因寒湿火升作嗽，阴虚盗汗、阳虚自汗者，禁用。

荆芥 辛温之味，入厥阴肝经。

主瘰疬结聚，瘀血湿温。散风热，清头目，利咽喉，消疮毒。（增补）能发汗而愈痉，祛寒热于少阳。

荆芥无毒，反驴肉，忌鳞鱼、河豚、蟹、黄鲿鱼。连穗用，穗在巅，故善升发，治炒黑用。

长于治风，又兼治血，何也？为其入风木之脏，即是血海，故并主之。今人但遇风证，概用荆、防，此流气散之相沿耳。不知风在皮里膜外者宜之，非若防风入人骨髓也。

紫苏 辛温之味，入太阴肺。

温中达表，解散风寒。梗能下气安胎，子可消痰定喘。（增补）消饮食而辟口臭，去邪毒而解恶氛。

紫苏无毒，宜橘皮，忌鲤鱼。气香者良。俗喜其芳香，旦暮恣食，不知泄真元之气。古称芳草致豪贵之疾，紫苏有焉。

按：气虚、表虚者禁用叶，肠滑气虚者禁用子，慎之（苏子开郁降气，力倍苏叶。润心肺，止咳喘，肠滑气虚者禁之。炒，研。苏梗力功稍缓，挟虚者宜之）。

薄荷 辛温之味，入太阴肺。

祛风热，通关节，清头目，定霍乱。消食下气，猫咬蛇伤。伤寒舌苔，和蜜擦之。

薄荷无毒，产苏州者良。

发汗解表，故祛风清热，利于头面，辛香开气，胀满霍乱食滞者并主之。

按：薄荷辛香伐气，多服损肺伤心。

干葛　甘平之味，入于胃经。

主消渴大热，呕吐头痛。生用能堕胎，蒸熟化酒毒，止血痢，散郁火。(增补) 起阴气，散诸痹，鼓胃气以上行，开腠理而发汗。

干葛无毒，生葛汁大寒，解温病大热、吐衄诸血。

迹其治验，皆在阳明一经。止痢者，升举之功；散郁者，火郁则发之义也。仲景治太阳阳明合病，桂枝加麻黄、葛根。又有葛根黄芩黄连解肌汤，用以断太阳入阳明之路，非即太阳药也。头痛乃阳明中风，宜葛根葱白汤。若太阳初病，未入阳明而头痛也，不可便服以发之，是引贼入家也。东垣曰：葛根鼓舞胃气上行，治虚泻之圣药。风药多燥，葛根独止渴者，以其升胃家下陷、上输肺经生水耳。

按：上盛下虚之人，虽有脾胃病亦不宜服。

麻黄　苦温之味，入心、肺、膀胱、大肠。

专司冬令寒邪，头疼身热脊强，去营中寒气，泄卫中风热。(增补) 太阳伤寒为要药，发表出汗有殊功。

麻黄无毒，厚朴为使。恶辛夷、石韦。去根节，水煮去沫。发汗用茎，止汗用根节。

轻可祛实，为发散第一药。惟在冬月在表，真有寒邪者宜之。或非冬月，或无寒邪，或寒邪在里，或伤风等证，虽发热恶寒，不头疼身疼而拘急，六脉不浮紧者，皆不可用。虽可汗之证，亦不宜多服。汗为心液，若不可汗而汗，与可汗而过汗，则心血为之动矣。或亡阳，或血溢而成大患，可不慎哉！

按：麻黄乃太阳经药，并入肺经，肺主皮毛。葛根乃阳明经药，并入脾经，脾主肌肉。发散虽同，所入迥异。

白芷 辛温之味，入于肺、胃、大肠。

头风目泪，齿痛眉疼，肌肤瘙痒，呕吐不宁。女人赤白带下，疮家止痛排脓。（增补）阴肿消，血闭愈。

白芷无毒，当归为使，恶旋覆花。微焙，色白气香者名官白芷，不香者名水白芷，不堪用。

色白味辛，行手阳明庚金；性温气厚，行足阳明戊土；芳香上达，入手太阴辛金。肺者，庚之弟，戊之子也，故主治不离三经。

按：白芷燥能耗血，散能耗气，有虚火者勿用。痈疽已溃，宜渐减去。

藁本 味辛，温，入膀胱。

风家巅顶作痛，女人阴肿疝痛。（增补）脊强而厥可疗，胃风泄泻亦治。

藁本无毒，恶䕡茹。

辛温纯阳，独入太阳，理风寒。疝瘕阴痛，皆太阳寒湿为邪。

按：头痛挟内热者及伤寒发于春夏，阳证头痛，不宜进也。

天麻 气味辛平，入厥阴肝。

风虚眩晕，麻痹不仁，语言謇涩，腰膝软疼。杀精魅蛊毒，理惊气风痫。

天麻无毒，酒浸煨熟焙干，明亮坚实者佳。

肝为风木之脏，藏血主筋，独入肝经，故主治如上。

按：天麻虽不甚燥，毕竟风剂助火，若血虚无风者，不可妄投。

香薷 气味辛温，入于肺、胃。

主霍乱水肿，理暑气腹疼。（增补）性宣通而利湿，散蒸热于皮肤。

香薷无毒，忌见火，陈者良，宜冷服。

治乘凉饮冷，阳气为阴邪所遏，以致头疼烦热、烦躁口渴、吐泻霍乱，宜用之以发越阳气，散水和脾则愈。若劳役受热，反用香薷，是重虚表而又济之以温，则大误矣。

按：香薷及夏月解表之剂，无表邪者忌之，喘证并戒之。

黄连 气味苦寒，入少阴心。

泻心除痞满，明目理疮疡。痢疾腹痛，心痛惊烦，杀虫安蛔，利水厚肠。

黄连无毒，龙骨、连翘为使，恶菊花、玄参、芫花、白鲜皮、白僵蚕，畏款冬、牛膝。解巴豆、附子毒。忌猪肉、姜汁。黄连种数甚多：雅州连，细长弯曲，微黄，无毒毛，有硬刺焉；湘连，色黑，细毛，绣花针头硬刺，形如鸡爪，此二种最佳。

禀天地清寒之气，直泻丙丁。痞满、目疾、疮疡、惊痫，南方亢上之象，泄痢蛔虫，湿热之衍。苦以燥之，寒以清之，固宜痊也。韩懋曰：黄连与官桂同行，能使心肾交于顷刻。时珍曰：香连丸用黄连、木香，水火散用黄连、干姜，左金丸用黄连、吴茱萸，姜黄散用黄连、生姜，口疮方用黄连、细辛。皆一冷一热，寒因热用，热因寒用，阴阳既济，最得制方之妙。

按：《素问》曰：五味入胃，各归所喜攻，久而增气，物化之常。气增而久，天之由也。王冰注云：增味益气，为久服黄连反热，从火化也。盖大苦大寒，行隆冬肃杀之冷，譬如皋陶，明刑热法，是其职也。稷契夔龙之事，非其任矣。故第可荡邪除热，焉能济弱扶虚，为脾虚血少，以致惊烦，痘疮，气虚作泻，行浆后泄泻，肾虚人五更泄泻，阴虚烦热，脾虚泄泻，法咸禁之。

胡黄连 气味苦寒，入于肝、胆。

主虚家骨蒸久痢，医小儿疳积惊痫。

胡黄连无毒，恶菊花、玄参，忌猪肉。折之，尘出如烟者真。出波斯国，入秦泷，南海亦之。

清肝胆之热，与黄连略似，但产于胡地者也。

按： 胡黄连大苦大寒，脾虚血弱之人，虽见如上诸证，亦勿轻透，必不可得已，须与补剂同施。

黄芩 味苦，性寒，入肺、大肠。

中枯而大者，清肺部而止嗽化痰，并理目赤疔痈。坚实而细者，泻大肠而除湿治痢，兼可安胎利水。（增补）黄疸与血痹均宜，痔蚀暨火疮莫缺。

黄芩无毒，山茱萸、龙骨为使，畏丹砂、牡丹、藜芦。酒浸蒸热曝之。中虚者名枯芩，即片芩；内实者名条芩，即子芩。

苦能燥湿，苦能泻热，苦能下气，故治疗如上。轻飘者上行，坚守者下降，不可不别也。杨仁斋谓：柴胡退热不及黄芩，不知柴胡苦以发之，散火之标；黄芩寒以胜热，折火之本。

按： 苦寒伤胃，证挟虚寒者均宜戒之。女人虚胎亦不宜用。

龙胆草 味苦、涩，入肝、胆。

主肝胆热邪，清下焦湿火，肠中小虫痛肿，婴儿客忤惊痫。

龙胆草无毒，恶地黄，酒浸炒，甘草水浸一宿，曝。赤小豆、贯众为使。

禀纯阴之气，但以荡涤肝胆之热为职。

按： 龙胆草大苦大寒，譬之严冬，黯淡惨肃，冰凌盈谷，万卉凋残，人身之中，讵可令此气常行乎？先哲谓苦寒伐标，宜暂不宜久，如圣世不废刑罚，所以佐德意之穷，非气壮实热之证，率而轻投，其败必矣。

何首乌 味苦、涩，入肾、肝。

补真阴而理虚痨，益精髓而能续嗣。强筋壮骨，黑发悦颜。消诸种痈疬，疗阴伤久疟，治崩中带下，调产后胎前。

何首乌无毒，茯苓为使，忌猪血、无鳞鱼、萝卜、葱蒜、铁器。选大者，赤白合用，泔浸黑豆拌，九蒸九晒。

昔有老叟何胜者，见有藤夜交，掘而服之，须发尽黑，故名何首乌。后因阳事大举，屡生男子，改名能嗣。由是则滋阴种嗣，信不误矣。补阴而不滞不寒，强阳而不燥不热，禀中和之性，而得天地之纯气者欤！

按：何首乌与白萝卜同食，能令须发早白。犯铁器损人，谨之。

桔梗　味苦、辛，平，入太阴肺。

清肺热以除痈痿，通鼻塞而理咽喉。排脓行血，下气消痰。定痢疾腹痛，止胸胁烦疼。

桔梗无毒，畏白及、龙胆草。泔浸去芦，微焙。

桔梗为舟楫之剂，引诸药上至高之分以成功，肺经要药也。风证、郁证、肺证皆不可缺。

按：桔梗功著于华盖之脏，攻补下焦药中不可用也。

藿香　味辛，微温，入于脾、肺。

温中开胃，行气止呕。（增补）霍乱吐泻必需，心腹绞痛宜用。

藿香无毒，出交广，方茎有节，古惟用叶，今枝、梗亦用，因叶多伪也。

禀清和芳烈之气，为脾肺达气要药。

按：《楞严经》谓之兜娄婆香，取其芳气。今市中售者，不甚芳香，或非其种。若阴虚火旺，胃热作呕，法当戒用。

香附　味苦，微温，入于肺、肝。

开郁化气，发表消痰，腹痛胸热，胎产神良。（增补）疗痈疽疮疡，除痞满腹胀。

香附无毒，童便浸，晒，焙。盐水浸炒则入血分；青盐炒则入肾；酒浸炒则行经络；醋浸炒则消积聚，且敛其散；蜜水炒制其燥性；姜汁炒则化痰饮；炒黑又能治血。忌铁。香附性燥而苦，独用、久用反能耗血。惧其燥，蜜水炒；惧其散，醋炒之。

禀天地温燥之气，入人身金木之官，血中之气药也。

按：韩飞霞称香附于气分为君药，统领诸药，随用得宜，乃气病之总司，女科之主帅也。性燥而苦，独用久用，反能耗血。如上所述之功，皆取其治标，非治本也。惧燥，蜜水炒；惧散，醋炒之。

白豆蔻　气味辛温，入于肺、肾。

温中除吐逆，开胃消饮食。疟证宜投，目翳莫缺。

白豆蔻无毒，去衣微焙，研细。番舶者良。

感秋燥之令，得乎地之火金，味辛，气温，为宽中祛滞之需。翳膜遮睛，亦滞气也。

按：豆蔻辛温，火升作呕，因热腹痛者忌。

草豆蔻　气味辛温，入肺、脾、胃。

散寒止心腹之痛，下气驱逆满之疴。开胃而理霍乱吐泻，攻坚而破噎膈癥瘕。

草豆蔻无毒，去膜微炒。闽产者名草蔻，形如龙眼而微长。

辛能破滞，香能达脾，温能散寒。

按：草豆蔻辛燥，犯血，忌。阴不足者远之。

草果　气味辛温，入阳明胃。

破瘴疠之疟，消痰食之愆。

草果无毒，滇南所产，麦裹煨熟，取仁用。忌铁。

气猛而浊，如仲由未见孔子时气象。

按：疟不由于岚瘴，气不实、邪不盛者并忌。

肉豆蔻 气味辛温，入胃、大肠。

温中消食，止泻止痢，心疼腹痛，辟鬼杀虫。（增补）能逐冷而祛痰，治小儿之吐逆。

肉豆蔻无毒，面裹煨透，去油。忌铁。出岭南似草蔻，外有皱纹，内有斑纹。

丹溪云：属金与土，《日华子》称其下气，以脾得补而善运，气自下也。非若陈皮、香附之泄耳。

按：肉豆蔻性温，病有火者、泻痢初起，皆忌。

缩砂仁 味辛，性温，入脾、肺、胃、大肠、小肠、肾。

下气而止咳嗽奔豚，化食而理心疼呕吐，霍乱与泻痢均资，鬼疰与安胎并效。（增补）复调中而快气，尤和胃而醒脾。

缩砂仁无毒，出岭南，炒去衣。

芳香归脾，辛能润肾。开脾胃要药，和中气正品。若肾虚气不归元，非此向导不济。鬼畏芳香，胎喜疏利，故主之。

按：砂仁性燥，血虚火炎者不可过用。胎妇食之太多，耗气必致产难。

玄胡索 气味辛温，入于肺、肝。

破血下气，止腹痛心疼；调经利产，主血晕崩淋。（增补）除风痹，通小便。

玄胡索无毒，酒炒。生用破血，炒用调血。

行血中气滞、气中血滞，理通身诸痛，疗疝舒筋，乃活血化气之神药也。

按：玄胡索走而不守，惟有郁滞者宜之。若经事先期，虚而崩漏，产后血虚而晕，万不可服。

姜黄　味苦、辛，温，入于肝、脾。

破血下气，散肿消痈。（增补）除风可也，气胀宜之。

姜黄无毒，出川、广。

辛散苦泄，故专攻于破血。下气，其旁及者耳。别有一种片姜黄，止臂痛有效。

按：血虚者服之，病反增剧。

郁金　味辛、苦，寒，入肺、肝、胃。

血积气壅，真称仙剂；生肌定痛，的是神药。（增补）定癫狂，凉心热。疗男子血尿诸症，治妇人经脉逆行。

郁金无毒，出川、广。体锐圆如蝉肚，外黄内赤，微香，苦中带甘者真。

能开肺经之郁，故名郁金。物罕值高，肆中多伪。折之光明脆彻，必苦中带甘味者乃真。

按：郁金本入血分之气药，其治吐血者，为血之上行，皆属火炎，此能降气，气降则火降；而性又入血，故能导血归经。如真阴虚极，火亢吐血，不管肝肺气逆，不宜用也，用亦无功。

蓬莪术　味甘、辛，温，入厥阴肝。

积聚作痛，中恶鬼疰，妇人血分，丈夫奔豚。

蓬莪术无毒，酒炒。根如生姜，灰水煨透，乘热捣之，入气分；盛醋磨、酒磨或煮熟，入血分。

气不调和，脏腑壅滞，阴阳垂隔，鬼疠凭之。蓬术利气达窍，则邪无所容矣。

按：蓬术诚为磨积之药，但虚人得之，积不去而真已竭，重可虞也。或与健脾补元之药同用，乃无损耳。

京三棱　苦平之味，入厥阴肝。

下血积有神，化坚癖为水。（增补）消肿止痛，通乳堕胎。

京三棱无毒，醋炒。色黄体重，若鲫鱼而小者良，或面裹煨。

昔有患癖死者，遗言开腹取视，得病块坚如石，文理五色，人谓异物。窃作刀柄，后以刀刈三棱，柄消成水，故治癖多用焉。

按：洁古谓三棱泻真气，虚者勿用。东垣五积诸方，皆有人参赞助。如专用克削，脾胃急虚，不能运行，积安得去乎？

款冬花　味辛，性温，入厥阴肝。

化痰则喘嗽无忧，清肺则痈痿有赖。（增补）喉痹亦治，惊痫能除。

款冬花无毒，杏仁为使，恶玄参，畏贝母、辛夷、麻黄、黄芪、连翘、甘草、黄芩。蜜水炒。微见花、未舒者良，生河北关中。世多以枇杷蕊伪之。

雪积水坚，款冬花偏艳，想见其纯阳之禀，故其主用皆辛温开豁也，却不助火，可以久任。

茅根　味甘，性寒，入太阴肺。

凉金定喘，治吐衄并血瘀；利水通淋，祛黄疸及痈肿。茅针溃痈，茅花止血。

茅根无毒。

甘寒可除内热，性又入血消瘀，且下达州都，引热下降，故吐血、衄血者急需之。针能溃痈，每食一针即有一孔，二针二孔，大奇。

按：吐血有因于寒，有因于虚者，非所宜也。

白前 味甘、辛，平，入太阴肺。

疗喉间喘呼欲绝，宽胸中气满难舒。（增补）能止嗽而化痰，亦泻肺而降气。

白前无毒，甘草汤泡，去须，焙。似牛膝，脆而易断者，白前也；能弯而不断者，白薇也。

感秋之气，得土之味，清肺有神。喉中作水鸡声者，服之立愈。

按：白前性无补益，肺实邪壅者宜之，否则忌也。

淡竹叶 味淡，性寒，入于小肠。

专通小便，兼解心烦。

淡竹叶无毒。春生苗高数寸，细茎绿叶，俨为竹，结小长穗。

淡味，五脏无归，但入太阳，利小便，小便利则心火因之而清也。

按：淡竹叶有走无守，不能益人，孕妇禁服。

冬葵子 味甘，微寒，入于膀胱。

能催生通乳，疏便闭诸淋。（增补）脏腑之寒热可解，营卫与关格胥通。

冬葵子无毒。蜀葵花赤者治赤带，白者治白带；赤者治血燥，白者治气燥。气味俱薄，淡滑为阳，故能利窍。

按：无故服冬葵子，必有损真之害。

萱花 味甘，性平，入于心经。

长于利水快膈，令人欢乐忘忧。（增补）清小便而赤涩无虞，利湿热而酒疸亦治。

萱花无毒。根治浊淋，下水气，治酒疸。

萱，古作"谖"。诗云"焉得谖草"，即此种也。谖，忘也，欲树之以忘忧色。娠妇佩之生男，又名宜男。

地榆 味苦，性寒，入厥阴肝。

止血痢肠风，除带下五漏。(增补)祛恶肉，疗金疮。止吐衄而愈崩中，入下焦而清血热。

地榆无毒，恶麦门冬，得发良。

味苦而厚，沉而降，善主下焦血证，兼祛湿热。

按：地榆寒而下行，凡虚寒作泻、气虚下陷而崩带者，法并禁之。

沙苑蒺藜 味苦、辛，温，入少阴肾。

补肾强阴，益精明目。泄精虚劳称要药，腰痛带下有奇功。

沙苑蒺藜无毒，《本草逢原》[①]：产沙苑者，色微黑而形似羊肾。虽产秦中，非沙苑也。酒蒸捣用。药肆中以一种野田开红花之土蒺藜伪充，咬之亦有生豆气，但缺处有尖钩，稍异耳。《发明》：沙苑蒺藜，产于潼关。《本草从新》云：出潼关，状如肾子，带绿色，炒用。武进邹氏《本经疏证》云：沙苑蒺藜之刺，在茎而不在实，实行正是肾者。其刺坚锐，谓非象金不可。而其味苦，其气温，又皆属乎火，是金火交镕向下，并在茎中而实髓大擅益下之功，于精溺二道更着良猷矣。

沙苑性能固精，若阳道数举、媾精难出者与[②]服。肾与膀胱偏热者亦禁用，以其性温助火也。

刺蒺藜 辛苦而温，入肝与肺。

散肝风，泻肺气。胜湿破血，催生堕胎。能愈乳难喉痹，何虑癥瘕

---

① 《本草逢原》：查无此书，疑为《本经逢原》。
② 与：疑为"勿"之误。

积聚。

刺蒺藜无毒，产同州府，去刺，酒蒸拌。

按：季氏原本蒺藜补肾止遗，消风胜湿。产沙苑者，强阴益精云云，参考之余，似未详补。今考据原书此种蒺藜之功用，分别补出焉。

半夏　辛温之味，入心、脾、胃。

消痰燥湿，开胃健脾，咳逆呕吐，头眩昏迷，痰厥头痛，心下满坚。消痈可也，堕胎有焉。（增补）伤寒伤热，痰疟不眠，下气称要，止汗宜先。

半夏有毒，柴胡为使，恶皂荚，畏雄黄、姜、鳖甲，反乌头，忌羊血、海藻、饴糖。水浸五日，每日换水，去涎，姜、矾同煮，汁干为度。圆白而大、陈者良。

汪机曰：脾胃湿热，涎化为痰，此非半夏曷可治乎？若以贝母伐之，翘首待毙。时珍曰：脾无湿不生痰，故脾为生痰之源，肺为贮痰之器。半夏治痰，为其体滑性温也。涎滑能润，辛温能散亦能润，故行温而通大便，利窍而泄小便。所谓辛走气，能化液，辛以润之是也。丹溪谓半夏能使大便润而小便长，成无己谓半夏行水气而润肾燥，局方半硫丸治老人虚秘，皆取其滑润也。俗以半夏为燥，不知湿去则土燥，痰涎不生，非其性燥也。但恐非湿热之邪而用之，是重竭其津液，诚非所宜。

按：半夏主治最多，莫非脾湿之证，苟无湿者均在禁例。古人半夏有三禁，谓血家、渴家、汗家也。若无脾湿，且有肺燥，误服半夏，悔不可追，责在司命，谨诸戒诸。

南星　味苦、辛，温，入于肝、脾。

风痰麻痹堪医，破血行胎可虑。（增补）惊痫风眩，下气胜湿透之当；寒痰结气，伏梁积聚无不宜。

南星有毒，畏附子、干姜、生姜。冬月入牛胆中，悬风处，年久者弥佳。

南星入肝，去风痰。性热而燥，得牛胆则燥气减，得火炮则烈性缓。

按：南星治风痰，半夏治湿痰，功用虽类而实殊也。非西北人真中风者，勿服。

附子　味辛、甘，热，入于脾、肾。

补元阳，益气力，堕胎孕，坚筋骨。心腹冷疼，寒湿痿躄，足膝瘫软，坚痕癥癖。冬采为附子，主寒疾；春采为乌头，主风疾。（增补）伤寒戴阳，风寒咳逆，行十二经，痼冷尤益。

附子有毒，畏防风、黑豆、甘草、黄芪、人参、童便、犀角。重一两以上，矮而孔节稀者佳。童便浸一日，去皮，切作四片，童便及浓甘草汤同煮，汁尽为度，烘干。陕西出者名西附，四川出者名川附，川产为胜，以皮黑、体圆、底平、八角、顶大者佳。炒黄，晒干，放泥地上，出火毒。发散生用，峻补熟用。

主治繁众，皆由风、寒、湿三气所致，邪客上焦，咳逆心痛；邪客中焦，腹痛积聚；邪客下焦，腰膝脚痛。附子热而善走，诸症自瘥也。洁古曰：益火之源，以消阴翳，则便溺有节。丹溪云：气虚热盛，稍加附子，以行参、芪之功。肥人多湿亦用之。虞抟曰：禀雄壮之质，有斩关之能，引补气药以追散失之元阳，引补血药以养不足之真阴，引发散药以驱在表风邪，引温暖药以除在里寒湿。吴绶曰：伤寒传变三阴及中寒挟阴，身虽大热，而脉沉者必用之。厥冷腹痛，脉沉而细，唇青囊缩者急用之。近世往往不敢用，直至阴极阳竭而后议用。晚矣！

按：附子退阴益阳，祛寒湿之要药也。若非阴寒、寒湿、阳虚气弱之病，而误用于阴虚内热，祸不旋踵。乌头大燥，祛风，功同附子而稍缓。附子性重峻，回阳逐寒；乌头性轻疏，温脾逐风。寒疾宜附子，风疾宜乌头，即附子之母。有谓春采为乌头，冬采为附子者，非也。乌附尖宣吐风痰，取其锐气直进病所。

天雄　气味辛热，入少阴肾。

除寒湿痿躄，强阴壮筋骨。（增补）破积除邪气，风家之主药。

天雄有毒，远志为使，恶干姜，制同附子。权曰：大热，宜干姜制之。乌、附、天雄皆补下焦阳虚，若是上焦阳虚，即属心、肺，当用参、芪，不当用天雄、乌、附。天雄之尖皆向下，其脐乃向上生苗之处。寇氏谓其不肯就下，洁古谓其上焦阳虚，俱误认尖为向上耳。丹溪以为下部之佐者，庶几得之。

按：阴虚者禁同附子。

白附子　辛温之味，入阳明胃。

中风失音，消痰祛湿。（增补）面上百病咸宜，冷气诸风尤急。

白附子有毒，根如草乌之小者，皱纹有节。泡去皮脐。

白附子引药上行，与黑附子非一类也。

按：白附子燥药也，似中风证，虽有痰亦禁用，小儿慢惊勿用。

蚤休　苦寒之味，入厥阴肺。

专理痈毒，兼疗惊痫。（增补）治弄舌与摇头，除虫蛇之毒螫。

蚤休有毒，一名重楼。

金线歌云：七叶一枝花，深山是我家；痈疽如过此，一似手拈拿。

按：蚤休中病即止，不宜多用。

大黄 气味苦寒，入于脾、胃、肝、大肠。

瘀血积聚，留饮宿食，痰实结热，水肿痢疾。（增补）荡肠涤胃，推陈致新，腹痛里疾，发热谵频。

大黄有毒，黄芩为使，无所畏。锦纹者佳。有酒浸、酒蒸之不同，生用更峻。川产者佳。

大黄乃血分之药也，若在气分，是谓诛伐无过矣。仲景泻心汤治心气不足而吐衄者，乃心气不足而包络、肝、脾与胃邪火者，用大黄黄连泻心汤，亦泻脾胃湿热，非泻心也。病发于阴而下之，则痞满，乃寒伤营血，邪气乘虚结于上焦，胃之上脘在于心，故曰泻心，实泻脾也。病发于阳而下之，则结胸，乃热邪陷入血分，亦在上脘。大陷胸汤、丸，皆用大黄，亦泻脾胃血分之邪也。若结胸在气分，只用小陷胸汤；痞满在气分，只用半夏泻心汤。成氏注释，未能分别此义。

按： 大黄虽有拨乱反正之功，然峻利猛烈，长驱直捣，苟非血分热结、六脉沉实者，切勿轻与推荡。

商陆 味辛，性平，入太阴脾。

水满蛊胀，通利二便。（增补）敷恶疮亦堕胎孕，消痈肿而愈疝瘕。

商陆有大毒，铜刀刮去皮，水浸一宿，黑豆拌蒸。

按： 商陆行水，有排山倒岳之势，胃弱者痛禁。赤者捣糊，入麝少许，贴脐即能利便消肿。肿因脾虚者多，若误用之，一时虽效，未几再作，决不可效。

芫花 味甘，性温，入肺、脾、肾。

主痰癖饮癖，行蛊毒水胀。（增补）咳逆上气宜用，疝瘕痈肿亦良。

芫花有毒，反甘草。陈久者良，如醋煮过、晒干则毒减。

仲景治太阳证，表不解，心下有水，水气干呕，喘咳或利者，用小青龙汤；表已解，头痛，出汗，恶寒，心下有水气，干呕胁痛，或咳喘者，用十枣汤。盖小青龙治未解之表，使水气从毛窍出，开鬼门也；十枣汤攻里，使水气从二便出，洁净府也。夫饮有五，皆因内啜水浆，外受湿气，流于肺则为支饮，流于肝则为悬饮，流于心则为伏饮①，流于肠胃则为痰饮，流于经络则为溢饮，或作肿胀。芫花、大戟、甘遂能直达水饮巢囊隐癖之处。

按：毒性至紧，取效极捷，稍涉虚者，多致夭折。

大戟 味苦、辛，温，入太阴脾。

驱逐水蛊，疏通血瘀，发汗消痈，除二便闭。

大戟有毒，赤小豆为使，恶山药，畏菖蒲，反甘草。水浸软，去骨用。

苦能直泄，故逐血行水。辛能横散，故发汗消痈。

按：大戟阴寒善走，大损真气。若非元气壮实，水湿留伏，乌敢浪施！

甘遂 味苦、甘，寒，入心与脾。

逐留饮水胀，攻痞热疝瘕。（增补）治癫痫之疴，利水谷之道。

甘遂有毒，瓜蒂为使，恶远志，反甘草。面裹煨熟。

水结胸非此不除，仲景治心下留饮，与甘草同行，取其相反而立功也。凡水肿，以甘遂末涂腹绕脐，内服甘草汤，其肿便消。二物相反，而感应如神。

续随子 气味辛温，入少阴肾。

主血结月闭，疗血蛊癥瘕。（增补）利大小肠，下恶滞物；行水破血称

---

① 流于心则为伏饮：《金匮要略》作："夫心下有留饮……膈上病痰，满喘咳吐……必有伏饮。"

要药，冷气胀满有殊能。

续随子有毒，去壳，研细，纸包，去油。一名千金子，辛温有毒之品，攻击猛势。月闭等症，各有成病之由，当求其本，不可慨施。

按：脾虚便滑之人，服之必死。

蓖麻子　味甘，性平，入肝与脾。

口眼不正，疮毒肿浮，头风脚气，瘰疬丹瘤，胞衣不下，子肠不收。

蓖麻子有毒，忌铁。泔浸煮之，去皮，研。一说或盐水煮。

如前诸症，皆从外治，不经内服，以其长于收吸，能拔病气出外。凡服蓖麻，一生不得食豆，犯之胀死。

射干　苦平之味，入太阴肺。

清咳逆热气，润喉痹咽疼。（增补）血散肿消，镇肝明目；祛积痰而散结气，通经闭而利大肠。

射干有毒，泔浸煮之。

泄热散结，攻于上焦。

按：射干虽能泄热，不能益阴，故《别录》云：久服令人虚，虚者大戒。

常山　味辛、苦，寒，入厥阴肝。

疗痰饮有灵，截疟疾必效。

常山有毒，瓜蒌为使，忌葱、茗。酒浸，炒透。

疟疾有黄涎聚于胸中，故曰无痰不成疟也。弦脉主痰饮，故曰疟脉自弦。常山祛老痰积饮，故为痰家要药，必须好酒久炒令透，不尔使人吐也。

按：常山猛烈，施之蔬食者多效，若食肉之人，稍稍挟虚，不可轻授也。

马兜铃 苦寒之味，入太阴肺。

清金有平咳之能，涤痰有定喘之效。

马兜铃无毒，焙用。

脾胃虚之人须与补药同用，恐其伤胃气与滑肠也。体性轻扬有功于至高之脏。根名青木香，涂诸毒热肿。

按： 肺虚挟寒者，畏之如螫。

巴戟天 甘温之味，入于肾经。

安五脏以益精，强筋骨而起阳。（增补）起五劳愈七伤，能补中而益气。

巴戟天无毒，覆盆子为使，畏丹参。酒浸，焙。产蜀者佳。

补助元阳则肾气滋长、诸虚自息。

按： 阴虚、相火炽者禁用。

百部 味甘，微温，入太阴肺。

肺寒咳嗽，传尸骨蒸；杀蛔虫寸白，除蝇虱蛲虫（虱，啮人虫也。蛲，腹中短虫也）。

百部无毒，取肥实者，竹刀劈去心、皮，酒浸，焙用。

与天门冬形相类而用相仿，故名野天门冬。但天门冬治肺热，此治肺寒，为别也。

按： 脾胃虚人，须与补药同用，恐其伤胃气，又恐其滑肠也。

旋覆花 咸、甘，微温，入肺、大肠。

老痰坚硬，结气留饮，风气湿痹。利肠通脉。（增补）其甘也，能补中；其降也，除噫气。

旋覆花无毒，一名金沸草。

咸能软坚，故能祛老痰结积，风湿燥结之疗。温能解散，咸可润下也。

按： 丹溪云：走散之药，虚者不宜多服。冷利大肠，虚寒人禁之。

红花 辛温之味，入于心、肝。

产后血晕急需，胎死腹中急用。（增补）可消肿而止痛，亦活血而破瘀。

红花无毒，产西藏者良。子功与花同。

时珍曰：活血润燥，行血之要药也。

按： 红花过用，使人血行不止，人所不知。

大蓟、小蓟 甘温之味，入于心、脾。

崩中吐衄，瘀血停留。（增补）大蓟之长，兼消痈毒。

大蓟、小蓟无毒，皆用根。

按： 二蓟破血之外，无他长，不能益人。

夏枯草 味苦、辛，寒，入厥阴肝。

瘰疬鼠瘘，目痛羞明。（增补）疗乳痈而消乳岩，清肝火而散结气。

夏枯草无毒，土瓜为使。

辛能散结，苦能泄热，独走厥阴，明目治疬。

按： 夏枯草久用亦伤胃气。

胡芦巴 苦热之味，入肾、膀胱。

元脏虚寒，膀胱疝气。（增补）丹田可暖，脚气亦祛。

胡芦巴无毒，或蒸或炒。出岭南，番舶者佳。

寒湿成疝，肝疾也。元脏暖，则筋自和而疝愈。此肝肾同治、乙癸同源之理也。

按： 相火炽盛、阴血亏少者禁之。

牛蒡子 辛平之味，入太阴肺。

宣肺气，理痘疹，清咽喉，散痈肿。（增补）有泻热散结之能，疏腰膝凝滞之气。

牛蒡子无毒，一名鼠粘子，一名恶实。

开毛窍，除热毒，为痘疹之要药。

按： 牛蒡子性冷而滑，惟血热便闭者宜之，否则禁用。痘疹虚寒泄泻者亦禁。

肉苁蓉　味甘，性温，入少阴肾。

益精壮阳事，补伤润大肠。男子血涩遗精，女人阴疼带下。（增补）益腰膝而愈冷痛，起劳伤而愈癥瘕。

肉苁蓉无毒，忌铁。酒浸一宿，刷去浮甲，劈破，除内筋膜，酒蒸半日，又酥炙用。

滋补肾经之首药，但须大至斛许不腐者佳。温而不热，补而不骤，故有苁蓉之名。别名黑司令，亦多其功力之意也。骤用恐大便滑泄。

按： 苁蓉性滑，泄泻及阳易举而精固者[①]忌之。

锁阳　味甘、咸，温，入少阴肾。

强阴补精，润肠壮骨。

锁阳无毒，鳞甲栉比，状类男阳。酥。

《辍耕录》云：蛟龙遗精入地，久之则发起如笋，上丰下俭，绝类男阳。

按： 锁阳功用与苁蓉极仿，禁忌亦同。

淫羊藿　辛温之味，入少阴肾。

强筋骨，起阳事衰；利小便，除茎中痛。（增补）补命门之真火，愈四肢之不仁。

---

① 精固者：此处疑有误。

淫羊藿无毒，山药为使，得酒良，用羊油拌炒。

陶弘景云：服之好为阴阳。别名仙灵脾、千两金、弃枝草，皆矜其功力也。

按： 淫羊藿补火，相火易动者远之。

仙茅 辛温之味，入少阴肾。

助阳填骨髓，心腹寒痛；开胃消宿食，强记通神。

仙茅有小毒，忌铁器，禁牛乳、糯米。泔浸一宿，去赤用则无毒。

补而能宣，西域僧献于唐玄宗，大有功力，遂名婆罗门参。广西英州多仙茅，羊食之遍体化为筋，人食之大补。其消食者，助少火以生土，土得乾健之运也。其强记者，肾气时上交于南离故也。

按： 仙茅专于补火，惟精寒者宜之。火炽者，有暴绝之戒。

补骨脂 辛温之味，入少阴肾。

兴阳事，止肾泄；固精气，止腰疼。（增补）肺寒咳嗽无虞，肾虚气喘宜用。

补骨脂无毒，一名破故纸。忌羊肉、猪血。出南番者色赤，岭南者色绿。酒浸，蒸用。亦有童便、乳浸，盐水炒者。得胡桃、胡麻良。

暖则水藏，壮火益土之要药也。

按： 补骨脂性燥，凡阴虚有热、大便闭结者戒之。

菟丝子 味辛、甘，平，入于肾经。

续绝伤，益气力，强阴茎，坚筋骨。溺有余涩，寒精自出，口苦燥渴，寒血为积。

菟丝子无毒，山药为使。酒浸一宿，煮令吐丝，打作饼，烘干再饼，即成细末。然酒浸稍久，亦失冲和馨香之气，每多无效。肾家多火、强阳不痿、大便燥结者忌之。雷公曰：禀中和之气，性凝正阳之气，肾脏得力，则绝伤诸症愈矣。主口苦燥渴者，水虚则内热津枯，辛以润之，二证俱安也。

按：菟丝子助火，强阳不痿者忌之。

覆盆子　甘平之味，入于肝、肾。

补虚续绝伤，强阴美颜色。（增补）男子有固精之妙，妇人著多孕之功。

覆盆子无毒，去蒂，酒蒸。

能益闭蛰封藏之本，以宿小便，服之当覆其溺器，故名。

按：覆盆子固涩，小便不利者禁之。

骨碎补　苦温之味，入于肾经。

主骨碎折伤，耳响牙疼，肾虚泄泻，祛瘀生新。

骨碎补无毒，去毛，蜜蒸。

迹其勋伐[①]，皆是足少阴肾经，观其命名，想见功力。戴元礼用以治骨痿有效。

按：《经疏》云：勿与风燥药同用。

钩藤　味苦，微寒，入厥阴肝。

疏筋除眩，下气宽中，小儿惊痫，客忤胎风。（增补）祛肝风而不燥，清心热为最平。

钩藤无毒，藤细多钩者良，久煮则无力，宜后入。去梗纯用嫩钩，其功十倍。

祛肝风而不燥，庶几中和。钩藤性寒，故小儿科珍之。若大人有寒者，不宜多服。

─────────────
① 勋伐：功劳，功效。

蒲黄 甘平之味，入于肝经。

熟用止血，生用行血。(增补) 通经脉，利小便，祛心腹膀胱之热，疗仆伤疮疖之疴。

蒲黄无毒，即蒲厘花上黄粉。

入东方血海是本职，利小便者，兼入州都之地耳。

按：无瘀血者勿用。

海藻 味苦、咸，寒，入少阴肾。

消瘰疬瘿瘤，散癥瘕痈肿。

海藻无毒，反甘草。产胶州，有大叶、马尾二种。

苦能泄结，寒能涤热，咸能软坚，故主疗如上。

按：脾家有湿者勿服。

泽兰 苦、甘，微温，入于肝、脾。

和血有消瘀之能，利水有消蛊之效。(增补) 产后血凝腰痛，妇女称良；金疮痈肿疮脓，外科奏效。

泽兰无毒。

甘能和血，独入血海，攻击稽留。其主水肿者，乃血化为水之水，非脾虚停湿之水也。

按：泽兰行而带补，气味和平，无偏胜之忧。性虽和缓，仍是破血之品，无瘀者勿轻用。

艾叶 味苦，微温，入于肺、脾、肝、肾四经。

安胎气，暖子宫，止血痢，理肠风。灸灸除百病，吐衄崩中。陈久者良。(增补) 回元阳于垂绝，逐风湿而有功。

艾叶无毒，苦酒、香附为使。陈久者良，煎服宜鲜者。

辛可利窍，苦可疏通，故气血交理，而妇科带下调经多需之。

按：艾叶纯阳香燥，凡有血燥生热者禁与。

昆布　咸寒之味，入少阴肾。

顽痰结气，积聚瘿瘤。

昆布无毒，出登莱与闽越，洗净咸味。

咸能软坚，噎证恒用之，取其祛痰也。

按：昆布之性雄于海藻，不可多服，令人瘦削。

防己　味苦、辛，性寒，入于膀胱。

祛下焦之湿，泻血分之热。理水肿脚气，通二便闭结。（增补）风寒湿痹宜需，膀胱火邪可泄。

防己无毒，恶细辛，畏萆薢、女菀、卤咸。出汉中，根大而虚，色黄，名汉防己；黑点、黄腥、木强者，名木防己，不佳。

防己分木、汉二种，木者专风，汉者专水。

按：东垣云：防己大苦大寒，泻血中虚热，亦瞑眩之药也，服之使人身心烦乱、饮食减少。惟湿热壅遏及脚气病，非此不效。若虚人用防己，其害有三：谷食有亏，腹泻大便，重亡其血，一也；渴在上焦气分，而防己乃下焦血分，二也；伤寒邪传肺经，气分湿热而小便黄赤，禁用血药，三也。

威灵仙　苦温之味，入于膀胱。

宣五脏而疗痛风，祛冷滞而行痰水。（增补）积聚癥瘕可治，黄疸浮肿何虞。

威灵仙无毒，忌茶茗、面。能去骨梗，同砂糖、陈酒煎服。

此风药之善走者也。威者言其猛烈，灵者言其效验。

按：威灵仙大走真气，兼耗人血，不得已而后用之也可也。

水萍 辛寒之味，入于太阴肺。

发汗开鬼门，下水洁净府。（增补）治暴热身痒，宜止渴祛风。

水萍无毒。七月采紫背浮萍，拣净，以竹节摊晒，下置水一盆映之，则易干。

水萍轻浮，入肺经发汗，气化及州都，因而利水。歌云：天生灵草无根干，不在山间不在岸；始因飞絮逐东风，紫背青皮漂水面；神仙一味去沉疴，采时须在七月半；选甚瘫风与大风，些小微风都不算；豆淋酒内服三丸，铁镤头上也出汗。

按：水萍发汗力比麻黄，下水功同通草，苟非大实大热者，安敢轻试耶？

牵牛子 辛温之味，入肺、大小肠（原本苦寒，今据丹溪所考改为辛温）。

下气逐痰水，除风利小便。（增补）泻气分之湿热，通郁遏于下焦。

牵牛子有毒。有黑白二种。黑者力速，酒蒸，研细，得木香、干姜良。

辛温、有毒之药，性又迅急，主治多是肺脾之病，多因虚起，何赖泻药？况诸症应用药物神良者不少，何至舍其完全而就不可必之毒物哉？东垣谆复其词，以戒后人勿用，盖自击张子和旦暮用之，故辟之甚力。世俗不知，取快一时，后悔奚及。

紫葳花 酸寒气味，入心与肝。

三焦血瘀，二便干燥。（增补）治妇人产乳余疾，疗血分崩带癥瘕。

紫葳花无毒，畏卤碱，不可近鼻闻之，伤脑。

即凌霄花也。能去血中伏火及血热生风证。

按：紫葳花酸寒，不能益人，走而不守，虚人避之。

使君子　甘温之味，入于脾、胃。

杀诸虫，治疳积。（增补）为泻痢之要药，乃儿科之所需。

使君子无毒，出闽、蜀。忌饮热茶，犯之作泻。

杀虫药皆苦，使君子独甘，空腹食数枚，次日虫皆死而出矣。有言其不能食者，非也。夫树有蠹，屋有蚁，国有盗，祸耶？福耶？观养生者，先出三尸虫，可以类推矣。

按：使君子为杀虫而设，苟无虫积，服之必致损人。

木贼草　味甘、苦，平，入厥阴肝。

迎风流泪，翳膜遮睛。（增补）去节着发散之功，中空有升散之效。

木贼草无毒。

木贼为磋擦之需，故入肝而伐木。去节者善发汗，中空而轻，有升散之力也。

按：木贼损肝，不宜久用也。

豨莶　苦寒之味，入于肝、肾。

肢节不利，肌肤麻痹，脚膝软疼，缠绵风气。

豨莶有小毒，以五月五日、六月六日、七月七日采者尤佳。酒拌蒸，晒九次，蜜丸。

能宣能补，故风家珍之。本草相传，功用甚奇，然近地服之经年，罕见效意者，制法未尽善欤？风气有分别欤？药产非道地欤？亦以见执方者之失也。

按：豨莶长于理风湿，毕竟是祛邪之品，恃之为补，吾未敢信也。

青蒿　苦寒之味，入于肝、肾。

去骨间伏热，杀鬼疰传尸。（增补）虚烦盗汗，风毒热黄，久疟久痢，疗瘭疮疡。明目称要，清暑尤良。

青蒿无毒，童便浸一宿。使子勿使叶，使根勿使茎。

苦寒之药，多与胃家不利，惟青蒿芬芳袭脾，益于血虚有热之人，取其不犯冲和之气耳。

按： 寒而泄泻，仍当避之。

茵陈 苦寒之味，入于膀胱。

理黄疸而除湿热，佐五苓而利小肠。（增补）妇人疝瘕可愈，狂热瘴疟孔臧。

茵陈无毒。治黄疸须分阴黄、阳黄，有热宜茵陈，有寒宜温补。若用茵陈，多致不效。

茵陈祛湿热，独宜于五疸，然亦须五苓之类佐助。

按： 茵陈者，中病即已，若过用之，元气受贼。

益智仁 辛温之味，入心、脾、肾。

温中进食，补肾扶脾。摄涎唾，缩小便，安心神，止遗浊。

益智仁无毒，出岭南，形如枣核，去壳取仁，盐水炒。

辛能开散，使郁结宣通，行阳退阴之药也。古人进食，必先益智，为其于土中益火耳。

按： 益智功专补火，如血燥有热及因热遗浊者，不可误人也。

荜茇 味辛，气热，入肺与脾。

温脾除呕逆，定泻理心疼。（增补）祛痰消宿食，下气愈鼻渊。

荜茇无毒，出南番，去挺，醋浸一宿，焙干，刮去皮，粟子令净，免伤人肺。

古方用此百中之一，其以荜茇辛热耗散，能动脾肺之火，多用损目耶！

高良姜 辛温之味，入脾、胃、肝。

温胃去噎，善医心腹之疼；下气除邪，能攻岚瘴之疟。

高良姜无毒，出岭南高州，东壁土炒。

古方治心脾疼，多用良姜，寒者用之至二钱，热者亦用四五分于清火之剂，取其辛温下气、止痛有神耳。

按：虚人须与参、术用，若单用、多用，犯冲和之气。

海金沙 甘寒之味，入小肠与膀胱。

除湿热，消肿满，清血分，利水道。（增补）通五淋，疗茎痛。

海金沙无毒。

产于黔中及河南，收晒日中，小干，以纸衬之，以杖击之，有细沙落纸上，且晒且击，以尽为度。性不狼戾，惟热在太阳经血分者宜之。

谷精草 辛温之味，入于肝、胃。

头风翳膜遮睛，喉痹牙疼疥癣。

谷精草无毒。

田中收谷后多有之。田低而谷多为水腐，得谷之余气结成此草，其亦得天地之和气者欤！兔粪名望月砂，兔喜食此草，故目疾家收之。如未出草时，兔粪不可用也。

青黛 咸寒之味，入厥阴肝。

清肝火，解郁结。幼稚惊疳，大方吐血。（增补）伤寒发斑，下焦毒热。

青黛无毒。真者从波斯国来，不可得也。今用干靛每斤捣取一两亦佳。

按：青黛性凉，中寒者勿使。即阴虚而热者，亦不宜用。

连翘 苦寒之味，入心、胃、胆、肾、大肠。

除心经客热，散诸经血结。（增补）通经利水，固肌热之所需；消肿排脓，为疮家之要药。

连翘无毒。

手少阴主药也。诸疮痛痒，皆属心火，故为疮家要药。

按： 连翘苦寒，多饵即减食，谨之。痈疽溃后勿用。

马鞭草 苦寒之味，入于肝、肾。

理发背痈疽，治杨梅毒气。癥瘕须用，血闭宜求。

马鞭草无毒，一名龙牙草。

此草专以驱逐为长，疮证久而虚者，斟酌用之。

葶苈子 辛寒之味，入太阴肺。

疏肺下气，喘逆安平，消痰利水，理胀通经。

葶苈子无毒，榆皮为使。酒炒。

十剂云：泄可去闭，葶苈、大黄之属。但性峻，不可混服。

有甜、苦二种，甜者力稍缓也。

王不留行 苦平之味，入于大肠。

行血通乳，止衄消疔。（增补）祛风祛痹，定痛利便。

王不留行无毒。

喻其走而不守，虽有王命不能留其行也。古云：穿山甲、王不留行，妇人服了乳长流。乃行血之力耳。

按： 失血后、崩漏家、孕妇并忌之。

瞿麦 苦寒之味，入于膀胱。

利水破血，出刺堕胎。（增补）消肿决痈，明目去翳。降心火，利小肠。

疏癃结而治淋，逐膀胱之邪热。

瞿麦无毒，俗呼洛阳花，用蕊、壳。丹皮为使，恶螵蛸。心虽热而小肠虚者忌服。去刺者，拔肉去刺也。

八正散用为利小便之主药。

地肤子 苦寒之味，入于脾经。

利膀胱，散恶疮，皮肤风热，可作浴汤。

地肤子无毒，恶螵蛸。

其主用多在皮肤，其入正在土脏，盖脾主肌肤也，即其利水兼能祛湿者欤！

决明子 咸平之味，入于厥阴肝。

青盲内障，翳膜遮睛，赤肿眶烂，泪出羞明。

决明子无毒。

此马蹄决明也。以决能明目，故得此名。另有草决明，与之同功而各为一种。石决明独与云母石极反。

紫草 苦寒之味，入心、肝、包络。

凉血和血，清解疮疡，宣发痘疹，通大小肠。（增补）治五疸以称善，利九窍而久藏。

紫草无毒，去头须，酒洗。

按：紫草凉而不凝，为痘家血热之要药。但痘证极重脾胃，过用则有肠滑之虞。

山慈菇 味甘、辛，平，入于胃经。

痈疽疔毒酒煎服，瘰疬疮痍醋拌涂。治毒蛇狂犬之伤，傅粉滓皯点之面。

山慈菇有小毒，根类慈菇小蒜，去毛壳。

花状如灯笼而红，根状如慈菇而白。《酉阳杂俎》云：金灯之花与桑不相见，谓之无义草。

按：寒凉之品，不得过服。

贯众　气味苦寒，入厥阴肝。

杀虫解毒，化哽破癥。产后崩淋，金疮鼻血。

贯众有毒，去皮、毛，剉焙。有毒而能解毒，祛瘀而能生新。然古方中不恒用之，别名管仲，岂音乃类耶？抑为其有杂霸之气耶？

狗脊　苦平之味，入于肝、肾。

强筋最奇，壮骨独异。男子腰脚软疼，女子关节不利。

狗脊无毒，萆薢为使，剉炒。状如狗之脊，故名狗脊，以形得名也。别名扶筋，以功得名也。

天名精　味甘、辛，寒，入太阴肺。

下瘀血，除结热，定吐衄，逐痰涎，消痈毒，止咽疼，杀疥虫，揩肤痒。可吐痰治疟，涂虫蛰蛇伤。根名土牛膝，功用相同。子名鹤虱，专掌杀虫。

天名精无毒，地黄为使。

一名蛤蟆蓝，一名活鹿草。外科要药，生捣汁服令人大吐大下，亦能止牙疼。

按：脾胃寒薄不渴易泄者，勿用。

山豆根　苦寒之味，入于心、肺。

主咽痛蛊毒，消诸肿疮疡。（增补）泄心火以保肺金，平喘满而清热咳。喉痈喉风治之愈，腹痛下痢服之良。

山豆根无毒，苗蔓如豆，经冬不凋。

按：其性大苦大寒，脾胃所苦，食少而泻者，切勿沾唇。

白及 味苦，微寒，入于肺经。

肺伤吐血建奇功，痈肿排脓称要剂。

白及无毒，紫石英为使，恶杏仁，反乌头、乌喙。花名箬兰，贵重可喜，取根去头用。黄连为使，反细辛、芍药、诸参，恶大黄，畏葱白。

性收色白，合乎秋金，宜入相传之经，以疗诸热之症。收中有散，又能排脓。

按：痈疽溃后，不宜同苦寒药服。

藜芦 辛、苦，微寒，入于脾、胃。

司蛊毒与喉痹，能杀虫理疥癣。与酒相反，同用杀人。

藜芦有毒。

有宣壅导滞之力。苦为涌剂，能使邪气热痰皆吐出也。苦能杀虫，并主疥癣。

按：藜芦有毒，服之令人烦闷吐逆。凡胸中有老痰或中蛊毒，止可借其宣吐，不然切勿沾唇，大损津液。

营实 酸、涩，微寒，入于胃经。

口疮骨鲠之用，睡中遗尿之方。(增补)利关节而跌筋结肉咸宜，疗阴蚀而痈疽恶疮可治。

营实无毒。

专达阳明解热，以其性涩，兼有遗尿之疗也。

蛇床子 味苦、辛，温，入于脾、肾。

男子强阳事，妇人暖子宫。除风湿痹痒，擦疮癣多功。

蛇床子无毒，得地黄汁拌蒸三遍，待色黑乃佳。

去足太阴之湿，补足少阴之虚，强阳颇著奇功。人多忽之，宁知至贱之中，乃伏殊常之品耶！

按： 肾火易动者勿食。

景天 味苦、酸，寒，入少阴心。

诸种火丹能疗，一切游风可医。毒蛇咬伤，急用捣敷。

景天无毒，大寒纯阴之品，故独入离宫，专清热毒。

按： 中寒之人服之大有害，惟外涂不防耳。一名慎火草，即火丹草，每栽盆采叶敷火。

兰叶 辛平之味，入太阴肺。

蛊毒不祥，胸中痰癖，止渴利水，开胃解郁。

兰叶无毒。

兰花禀天地清芬之气，入西方以清辛金，颇有殊功，今人不恒用之，亦缺与也。

丹溪云：建兰叶能散久积久陈郁之气，今时医用以通舒经络，宣风邪亦佳。产闽中者力胜，江浙诸种者力薄。

怀香 辛温之味，入于胃、肾。

主腹痛疝气，平霍乱吐逆。(增补) 暖丹田，补命门。干湿脚气愈，小肠冷气瘥。

怀香无毒。辛香宜胃，温性宜肾，故其主治不越二经。

按： 怀香辛温，若阳道数举，得热则吐者，均戒。八角者，名大茴香。小如粟米者，力薄。

黄精　甘平之味，入于脾经。

补中益气，祛湿杀虫。（增补）安五脏而润肺与心，填精髓而坚筋强骨。

黄精无毒，似玉竹而稍大，黄白多头须，去头须，九蒸九晒用。

禀季春之令，得土中之冲气，味甘气和，为益脾阴之剂。土旺则风湿自除，可久服而无偏胜之弊者也。

芦荟　苦寒之味，入心、肺、肾。

主祛热明目，理幼稚惊风。善疗五疳，能杀三虫。

芦荟无毒，出波斯国，木脂也。味苦、色绿者真。

禀阴寒之气，寒能除热，苦能泻热，故除热杀虫及明目也。疳以湿热为咎，湿热去则愈矣。

按：芦荟大苦大寒，凡脾虚不思食者禁用。

阿魏　辛温之味，入于脾、胃。

杀诸虫，破癥积，除邪气，化蛊毒。

阿魏无毒。

臭烈殊常，故杀虫辟恶。辛则能散，温则能行，故消积化蛊。

按：人之血气，闻香则顺，闻臭则逆，故凡虚人虽有痞积，亦不可轻用。当先养胃气，胃强则坚积渐磨而消矣。经曰：大积大聚，其可犯也，衰其半而止。盖兢兢于根本者乎？《纲目》云：黄芩无假，阿魏无真。

芦根　甘寒之味，入于胃经。

噎膈反胃之司，消渴呕逆之疗。可清烦热，能利小肠。

芦根无毒。逆水肥厚者，去须节。

独入阳明，清热下降，故主治如上。笋性更佳，解河豚毒。

按：霍乱呕吐因于寒者，勿服。

药性辑要卷下

木　部

桂　辛甘大热，入肾与肝。

益火消阴，救元阳之痼冷；温中降气，扶脾胃之虚寒。坚筋骨，强阳道，乃助火之勋；定惊痫，通血脉，属平肝之绩。下焦腹痛，非此不除；奔豚疝瘕，用之即效。宣通百药，善堕胞胎。

桂无毒，畏石脂，忌生葱。去粗皮用，见火无功。

桂心　辛甘大燥，入心与脾（"大燥"二字从《本草从新》增）。

理心腹之恙，三虫九痛皆瘳；补气脉之虚，五劳七伤多验。宣气血而无壅，利关节而有灵。托痈疽痘毒，能引血成脓。

桂心无毒。

桂枝　辛甘而热，入肺、膀胱。

无汗能发，有汗能止。理心腹之痛，散皮肤之风。横行而为手臂之引经，直行而为奔豚之向导。

桂枝无毒，交趾桂最佳，其次蒙自桂，又次安南桂。东京桂、若桃桂、浔桂、紫荆桂则不能治病。洋桂、云南桂皆有大害，万不可用。去粗皮，得人参、甘草、麦冬良。

肉桂乃近根之最厚者，桂心即在中之次厚者，桂枝即顶上细枝，以其皮薄，又名薄桂。肉桂在下，主治下焦；桂心在中，主治中焦；桂枝在上，主治上焦。此本乎天者亲上，地者亲下之道也。王好古云：仲景治伤寒有当汗者，皆用桂枝。又云：汗多者禁用。两说何相反哉？本草言：桂辛甘，出汗者调其血而汗自出也。仲景云：太阳中风，阴弱者汗自出。卫实营虚，故发热汗出。又云：太阳病，发热汗出者，为营弱卫强，阴虚阳必凑之，故皆用桂枝发汗，乃调其营则卫自和，风邪无所容，遂自汗而解，非桂枝能发汗也。汗多用桂枝者，调和营卫，则邪从汗解，而汗自止，非桂枝能闭汗也。不知者，遇伤寒发汗亦用桂枝，误矣。桂枝发汗，发字当出字，汗自然出，非若麻黄之开腠理发汗也。

按：桂枝偏阳，不可误投，如阴虚之人、一切血证及无虚寒者，均当忌之。

松脂　苦、甘，性温，入于肺、胃。

去肺金之风，清胃土之热。除邪下气，壮骨强筋。排脓止痛生肌，煎膏而用；牙疼恶痹崩中，研末而尝。

松脂无毒，名松香。水煮百沸，白滑方可用。其燥可祛湿，甘能除热，故外科取其极多也。血虚者忌服。

松子

甘能益血润大便，温能和气主风虚。

松子无毒，其性中和，久服有裨。

松叶

可生毛发，宜窨冻疮。

松叶无毒，忌同松脂。性燥而温，血虚者勿服。

松节

舒筋止肢节之痛，祛湿搜骨肉之风。

松节无毒，燥性过于松脂，血虚尤忌。杵碎酒浸良。

茯苓　味甘、淡，平，入心、肾、脾、胃、小肠。

益脾胃而利小便，水湿都消；止呕吐而定泄泻，气机咸利。下行伐肾，水泛之痰随降；中守镇心，忧惊之气难侵。保肺定咳嗽，安胎止消渴。抱根者为茯神，主用俱同，而安神独掌；红者为赤茯苓，功力稍逊，而利水偏长。(增补)此外有茯苓皮，行水功长，而肿胀可治。

茯苓无毒，马兰为使，畏牡蒙、地榆、秦艽、龟甲，忌醋。产云南、色白而坚实者佳。去皮、膜用。

茯苓假松之余气而成，无中生有，得坤厚之精，为脾家要药。《素问》曰：饮入于胃，游溢精气，上输于肺，通调水道，下输膀胱。则利水药皆上行而后下降也，故洁古谓其上升，东垣谓其下降，各不相背也。小便多，其源亦异。《素问》云：肺气盛则便数，虚则小便遗。心虚则少气遗溺，下焦虚则遗溺，包络遗热于膀胱则遗溺。膀胱不约为遗，厥阴病则遗溺。所谓肺气盛者，实热也，宜茯苓以渗其热，故曰：小便多者能止也。若肺虚、心虚、包络热、厥阴病，皆虚热也，必上热下寒，法当升阳。膀胱不约，下焦虚者，乃火投于水，水泉不藏，必肢冷、脉迟，法当用温热之药，皆非茯苓可治，故曰：阴虚者不宜用也。茯神抱根而生，有依守之义，故魂不守舍者用以安神。赤者入丙丁，但主导赤而已。

按：病人小便不禁、虚寒精滑者皆不得服。

琥珀　甘平之味，入心、肺、脾、小肠。

安神而鬼魅不侵，清肺而小便自利。新血止而瘀血消，翳障除而光明复。（增补）合金疮而生肌肉，通膀胱而治五淋。

琥珀无毒，松脂入土，年久积成。以手心摩热，拾芥者真。以柏子仁入砂锅同煮半日，捣末。

感土木之气而兼火化，味甘，色赤，有艮止之义，故能安神。有下注之象，故利小便而行血。丹溪曰：燥脾土有功，脾能运化，肺金下降，小便自通。若因血少而小便不利者，反致燥急之苦。

按：渗利之性，不利虚人。凡阴虚内热、火炎水涸者，勿服。

柏子仁　甘、辛，性平，入心、肝、肾。

安神定悸，壮水强阳。润血而容颜美少，补虚而耳目聪明。

柏子仁无毒，畏菊花、羊蹄草。蒸、晒、炒。

心藏神，肾藏精与志，心肾虚则病惊悸，入心养神，入肾养志，悸必愈矣。悦颜聪明，皆心血与肾水互相灌溉耳。

按：柏子仁多油而滑，作泻者勿服，多痰者亦忌。有油透者勿入药。

侧柏叶　味苦，微寒，入厥阴肝。

止吐衄来红，定崩淋下血。历节风疼可愈，周身湿痹能安。（增补）止肠风，清血痢。捣用涂汤火之伤，炙用掩冻疮之痛。

侧柏叶无毒，或炒用，或生用。牡蛎为使。恶菊花，宜酒。

微寒补阴，故应止血。其治风湿者，益脾之力也。柏有数种，惟根上发枝数茎，蒙茸茂密，名千头柏，又名佛手柏，是真侧柏也。

按：柏性挟燥，血家不宜多服。

枸杞子　味甘，微温，入于肾、肝。

补肾而填精，止渴除烦；益肝以养营，强筋明目。

枸杞子无毒，甘州所产，红润少核者佳。精不足者，补之以味，枸杞子是也，能使阴生则精血自长。肝开窍于目，黑水神光属肾，目自明矣。其利大小肠，泄泻者勿服。

地骨皮 甘寒之味，入少阴肾。

治在表无定之风邪，主传尸有汗之骨蒸。（增补）降肝火而治消渴咳嗽，平肝热而疗胁痛头风。

地骨皮无毒，甘草水浸一宿。

热淫于内，治以甘寒，退热除蒸，固宜尔也。又祛风邪者，肾肝同治，肝有热则风自内生，热退则风息，此与外感之风不同耳。

按：地骨皮乃除热之剂，中寒者勿服。

槐花 味苦、酸，寒，入肝、大肠。

止便红，除血痢，咸藉清肠之力；疗五痔，明眼目，皆资涤热之功。子名槐角，用颇相同，兼行血而降气，亦催生而堕胎。枝主阴囊湿痒，叶医疥癣疔疽。

槐花无毒，含蕊而陈旧者良，微炒。

感天地阴寒之气，而南木与水之化，故为凉血要品。血不热则阴自足，目疾与痔证交愈矣。

按：槐性纯阴，虚寒者禁忌，即虚寒而非实火者，亦禁之。

酸枣仁 酸平之味，入于肝、胆。

酸收而心守其液，乃固表虚有汗；肝旺而血归其经，用瘳彻夜无眠。

酸枣仁无毒，恶防己，炒熟。

胆怯者，心君易动，惊悸盗汗之所自来也；肝虚者，血不归经，则虚烦不眠之所自来也。枣仁能补肝益胆，则阴得其养，而诸症皆安矣。

按：肝胆二经有实邪热者勿用，以收敛故也。

黄柏　苦寒之味，入少阴肾。

泻龙火而救水，利膀胱以燥湿。佐以苍术，理足膝之痹痛；渍以蜜水，漱口舌之生疮。（增补）清五脏之积热，黄疸热痢、肠风痔血可疗；治女子之诸疴，漏下赤白、阴伤湿疮亦愈。

黄柏无毒，川产肉厚色黄者良。生用降实火，蜜炙则不伤胃，炒黑能止崩带。酒制治上，蜜制治中，盐制治下。恶干漆，得知母良。时珍曰：知母佐黄柏，滋阴降火，有金水相生之义。古云：黄柏无知母，独水母之无虾也。盖黄柏能制命门、膀胱、肾中之火，知母能清肺金、滋肾水之化源。

黄柏泻阴火，除湿热，故治疗如上。昔人谓其补阴者，非其性补，盖热去则阴不受伤，虽谓之补亦宜。

按：苦寒之性，利于实热，不利于虚热。凡中虚食少，或呕或泻，或发热或恶冷，或肾虚五更泄泻，小便不禁，少腹冷痛，阳虚发热，瘀血停滞，产后血虚发热，痈疽溃后发热，伤食发热，阴虚小水不利，痘后脾虚血虚，烦躁不眠等症，法咸禁之。

楮实　甘寒之味，入太阴脾。

健脾消水，益气充肌肤。（增补）疗骨鲠软坚，主养神明目。

楮实无毒，水浸取沉者酒蒸。

楮实虽能健脾消水，然脾胃虚寒者勿服。

皮，甘平之味善行水；叶，甘凉之品善祛湿热。

干漆　辛温之味，入厥阴肝。

辛能散结，行瘀血之神方；毒可祛除，杀诸虫之上剂。（增补）和血脉以通经络，续筋骨而治绝伤。

干漆有毒，炒令烟尽为度，或烧存性。半夏为使，畏铁、川椒、紫苏、鸡子、螃蟹。

行血杀虫，皆辛温毒烈之性，其中毒者，或生漆疮者，多食蟹及甘豆汤解之。

按：血见干漆即化为水，则能损新血可知。虚者及惯生漆疮者，切勿轻用。

五加皮 辛温之味，入于肾、肝。

明目舒筋，归功于藏血之海；益精缩便，得力于闭蛰之官。风湿宜求，疝家必选。（增补）疗妇人之阴蚀，健小儿之难行。

五加皮无毒，远志为使，恶玄参。芬香五叶者佳。

五加皮者，五车星之精，故服食家夸多之不已。当曰：宁得一把五加，不用金玉满车。虽赞词多溢美，必非无因而获此誉也。

按：下部无风寒湿邪而有火及肝肾虚而有火者，皆忌。

蔓荆子 味苦、辛，平，入肝、膀胱。

头风连于眼目，搜散无余；湿痹盛而拘挛，展舒有效。（增补）通利九窍，除去百虫。

蔓荆子无毒，产南皮县。恶乌头、石膏。

气味清辛，体轻而浮，上行而散，故所主者，皆在风木之脏。目之与筋，皆肝所主也。

按：头痛、目痛不因风邪而因于血虚有火者，忌之。元素云：胃虚人不可服，恐生痰疾。

辛夷 辛温之味，入肺、胃之经。

辛温开窍，鼻塞与昏冒咸宜；清阳解肌，壮热与憎寒并选。（增补）亦愈头风脑痛，并去面黚目眩。

辛夷无毒，芎劳为使，恶五石脂，畏菖蒲、蒲黄、黄连、石膏、黄环。去心及毛。毛射肺中，令人发咳。

肺开窍于鼻，而肺脉环鼻上行。凡中气不足、清阳不升，则头痛而九窍不利。辛夷禀春阳之气，味薄而散，能助胃中清气上连高巅头面，九窍皆归治平也。

按：辛香走窜，虚人禁之，虽偶感风寒而鼻塞亦禁之。头痛属血虚火炽者，服之转甚。

桑根白皮　甘寒之味，入太阴肺。

泻肺金之有余，止喘定嗽；疏小肠之闭滞，逐水宽膨。降气，散瘀血；止渴，消燥金。

桑根白皮无毒，续断、桂心、麻子为使。刮去粗皮，蜜水炙，有涎出勿去。

泻肺降气，是其职专。利便祛水者，兼泻子之法也。

桑叶　苦、平，性凉，入肝与肺。

止汗祛风，明目长发。（增补）滋燥凉血，清肺有功。

《本草纲目》云：桑叶有小毒。《大明》曰：家桑叶暖，无毒，用经霜者。

桑子　甘酸而温，入少阴肾。

补水安神，生津止渴。（增补）聪耳明目，解酒乌发。

桑子即桑椹，晒干为末，蜜丸良。入烧酒经年愈佳。不可多食致衄，脾胃虚滑者勿服。

桑枝　气味苦平，入于厥阴。

祛风养筋，消食定咳。（增补）脚气能愈，痹痛尤良。

桑枝无毒，在四肢更宜。

桑耳 气味甘平，入于厥阴。

调经止崩带，种子愈癥瘕。

桑耳有毒。

桑黄

清肺热，疗鼻赤。

桑柴灰

除癥痣，蚀恶肉。

桑霜

钻筋为拔毒之品，透骨有抽疔之长。

桑寄生 甘平之味，入厥阴肝。

和血脉，充肌肤，而齿发坚长；舒筋络，利关节，而痹痛蠲除。安胎简用，崩漏微医。

桑寄生无毒，出弘农川谷桑树上，三月采茶叶阴干。言鸟衔他子，遗树而生者，非。古书云：寄生无真者，可用续断代之。

《医宗必读》云：本能益血，兼能祛湿，故功效如上。海外深山，地暖不蚕，桑无采捋之苦，气化浓密，自然生出。

杜仲 味辛、甘，温，入于肝、肾。

强筋壮骨，益肾填精。腰膝之疼痛皆痊，遍体之机关总利。

杜仲无毒，恶玄参、蛇蜕。产湖南、湖广者佳。去粗皮，剉，或酥炙，或蜜炙，盐酒炒，姜汁炒，断丝用。

肾苦燥，急食辛以润之；肝苦急，急食甘以缓之。杜仲辛、甘，故主用如上。亦治阴下湿痒，小便余沥。

按：肾虚火炽者勿用。

女贞实 味苦，性平，入于肝、肾。

补中黑须发，明目养精神。（增补）强腰膝以补风虚，益肝肾而安五脏。

女贞实无毒。女贞实、女贞冬青，时珍作两种，实一物也。冬至采佳，酒蒸。

禀天地至阴之气，故凌冬不凋，气薄味厚，阴中之阴降也。虽曰补益，偏于阴寒者也。

按：女贞子，纯阴至静之品，惟阴虚有火者宜之。如脾胃虚者，久服腹痛作泻。

蕤仁 甘温之味，入于肝经（蕤仁所治之证，俱属有风热者。《从新》谓其"甘，微寒"，于理亦合）。

破心下结痰，除腹中痞气，退翳膜赤筋，理眦伤泪出。

蕤仁无毒，丛生有刺，实为五味。以汤浸取仁，去皮、尖，水煮过研膏。凡目疾在表，当疏风清热。在里属肾虚血少神劳，宜补肾养血安神。外能散风，内能清热，肝气和则目疾愈。痰痞皆热邪为祟，故宜并主。

按：目疾不缘风热而因于虚者，勿用。

丁香 辛温之味，入肺、胃、肾。

温脾胃而呕呃可瘳，理壅滞而胀满宜疗。齿除疳䘌，痘发白灰。（增补）疝癖奔豚，腹痛口臭。

丁香无毒，雄者颗小为丁香，雌者颗大为母丁香，即鸡舌香。畏郁金，忌火。去丁盖。

脾为仓廪之官，伤于饮食生冷，留而不去，即为壅胀，或为呕呃，暖脾胃而行滞气，则胀呕俱瘳也。

按：丁香辛热而燥，非属虚寒概勿施用。

沉香 辛温之味，入于脾、胃、肝、肾。

调和中气，破结滞而胃开；温补下焦，壮元阳而肾暖。疗脾家痰涎之血，去肌肤水肿之邪。大肠虚闭宜透，小便气淋须用。

沉香无毒，色黑沉水者良。香甜者性平，辛辣者性热。入汤剂磨冲，入丸、散纸裹，置怀中待燥，碾之。忌火。

芬芳之气，与脾胃相投；温而下沉，与命门相契。怒则气上，肝之过也。辛温下降，故平肝有功。

按：沉香，降气之要药也。然非命门火衰，不宜多用；气虚下陷者，切勿沾唇。

檀香 辛温之味，入于肺、胃。

辟鬼杀虫，开胃进食。疗噎膈之吐，止心腹之疼。

檀香无毒。

调上焦气在胸膈咽嗌之间，有奇功也。

按：痈疽溃后及诸疮脓多者，不宜服。

降真香 辛温之味，入于肺经。

行瘀滞之血如神，止金疮之血至验。理肝伤吐血，胜似郁金；理刀伤出血，过于花蕊。

降真香无毒，色红者良。烧之能降者真，故名。

色鲜红者，行血下气有功。若紫黑色者，不堪用也。兼可避邪杀鬼。

苏合香 甘温之味，入于脾、肺。

甘暖和脾，郁结凝留咸雾释；芬芳彻体，奸邪梦魇尽冰消。

苏合香无毒。

产诸番，众香之汁熬成，故又名苏合油。凡香气皆避邪通窍，况合众香而成者乎？沈括云：苏合香如黐胶，以筷挑起悬丝不断者，真也。

乳香 辛温之味，入少阴心。

定诸经之痛，解诸疮之毒。活血舒筋，和中治痢。（增补）生肌调气，托里护心。

乳香无毒，出诸番。大如乳头、明透者良。性黏难研，水飞过，用钵坐热水中，以灯心同研，则易细。

诸疮痛痒，皆属心火。内托护心，外宣毒气，有奇功也。但疮疽已溃勿服，脓多者勿敷。

没药 苦平之味，入于肝、脾。

宣气血之滞，医疮腐之疼，可攻目翳，堪堕胎儿。

没药无毒，出南番。色赤、类琥珀者良。制法同上。

血滞则气壅，经络满急，发肿作痛。没药善通壅滞，则行血而气畅，痛自止也。

按：骨节痛与胸腹筋痛不由血瘀，而因于血虚，产后恶露去多，腹中虚痛，痈疽已溃，法咸禁之。

安息香 味辛苦而性平，入于手少阴心。

服之而行血下气，烧之而去鬼来神。（增补）蛊毒以此消，鬼胎为之下。

安息香无毒。手少阴主藏神，神昏则鬼邪侵之；心主血，血滞则气不宣快。安神行血，故主治如上。

按：病非关恶气侵犯者勿服。

麒麟竭 味甘、咸，平，入于心、肝。

走南方兼达东方，遂作阴经之主；和新血且推陈血，真为止痛之君。

麒麟竭有小毒。名血竭。

乳香、没药兼主气血，此则专主血分者也，善收疮口。然性急不可多使，却能引脓。

龙脑香　辛、苦，微温，入于心、肺。

开通关窍，驱逐鬼邪。善消风而化湿，使耳聪而目明。（增补）散郁火，以治惊痫痰迷；施外科，而愈三虫五痔。

龙脑香无毒，一名冰片，出南番，是老杉脂。以白如冰作梅花片者良。

芳香为百药之冠，香甚者性必温烈，善于走窜，入骨搜风，能引火热之气自外而出。新汲水调，催生甚快。

按：龙脑入骨，风病者在骨髓者宜也。若风在血脉肌肉，辄用脑麝，反引风入骨髓，如油入面，莫之能出。目不明属虚者，不宜点。

金樱子　味酸、涩，平，入于肺、肾。

扃钥元精，合闭蛰封藏之本；牢栓仓廪，赞传导变化之权。

金樱子无毒，似榴而小，黄色有刺。

金樱子性涩，不利于气。丹溪云：经络隧道以通畅为和平，昧者喜其涩精而服之，致生别证，自不作靖，咎将谁执？虽然，惟无故服之以纵欲，则不可。若精滑者服之，何咎之有？

竹叶　味苦、甘，寒，入于心、胃。

清心涤烦热，止嗽化痰涎。（增补）定小儿之惊痫，治吐血与呕哕。

竹叶无毒。

竹茹　味甘，性寒，入于肝、胃。

疏气逆而呕呃与噎膈皆平，清血热而吐衄与崩中咸疗。（增补）肺金之燥可涤，胃土之郁以开。

竹茹无毒，刮去青皮，用第二层。

竹沥 味淡，性寒，入于心、脾。

痰在皮里膜外者，直达以宣通；痰在经络四肢者，屈曲而搜剔。失音不语偏宜，肢体挛蜷决用。

竹沥无毒，姜汁为使。又能治中风不语、痰迷大热、风痉癫狂。

竹种最多，惟大而味甘者为胜。必生长甫及一年，养神而有力。竹能损气，故古人以笋为刮肠篦。竹沥滑肠，脾虚泄泻者勿用。惟痰在皮里膜外者、经络肢节者相宜。若寒痰、湿痰与食积痰勿用。

吴茱萸 辛热之味，入于脾、胃、肝三经。

燥肠胃而止久滑之泻，散阴寒而攻心腹之痛。祛冷胀为独得，疏肝气有偏长。疝疼脚气相宜，开郁杀虫至效。

吴茱萸有小毒，开口陈久者良。滚汤泡去苦烈汁。止呕，黄连水炒；治疝，盐水炒；治血，醋炒。蓼实为使，恶丹参、滑石、白垩，畏紫石英。

辛散燥热，独入厥阴，有功脾胃，其旁及者也。东垣云：浊阴不降，厥阴气上逆，甚而胀满，非茱萸不可治。多用损元气。寇氏云：下气最速，肠虚人服之愈甚。凡病非寒滞者勿用，即因寒滞者，宜当酌量虚实，适事为效也。

山茱萸 味酸，微温，入于肝、肾。

补肾助阳事，腰膝之疴，不必虑也；闭精缩小便，遗泄之症，宁足患乎。月事多而可以止，耳鸣响而还其聪。

山茱萸无毒。蓼实为使，忌桔梗、防风、防己。酒润去核，微火焙干。

四时之令，春暖而生，秋凉而杀；万物之性，喜温而恶寒。人身精气，亦赖温暖而后充足。况肾肝居至阴之位，非得温暖之气，孤阴无以生。山茱萸正入二经，气温而主补，味酸而主敛，故精气益而腰膝强也。

按： 强阳不痿、小便不利者，不宜用。

槟榔 辛温之味，入胃、大肠。

降至高之气，似石投水；疏厚重之急，如骥追风。疟疾与痰癖皆收，脚气与杀虫并选。（增补）消谷可也，伏尸宜之。

槟榔无毒，鸡心尖长、破之作锦纹者良。忌火。

足阳明为水谷之海，手阳明为传道之官，二经相为灌输，以运化精微者也。二经病，则痰癖、虫积生焉。辛能破滞，苦能杀虫，故主治如上。

按： 槟榔坠诸气至于下极，气虚下陷者忌。

栀子 苦寒之味，入太阴肺。

治胸中懊恼而眠卧不宁，舒脐下血滞而小便不利。清太阴肺，轻飘而上达；泻三焦火，屈曲而下行。（增补）清胃脘则吐衄与崩淋俱效，祛心火则疮疡与面赤无虞。

栀子无毒。内热用仁，表热用皮。生用泻火，炒黑止血，姜汁炒止烦呕。

栀子本非吐药，仲景为邪气在上，得吐则邪出。所谓高者因而越之也，亦非利小便药。盖肺清则化行，而膀胱津液之府，禀气化而出矣。

按： 大苦大寒，能损胃伐气，虚者忌之。心腹痛不因火者，尤为大戒。世人无用治血，不知血寒即凝，反为败证。治实火之吐血，顺气为先，气行外血自归经；治虚火之吐血，养正为先，气壮即自能摄血。此治疗之大法，不可违也。

芜荑 辛平之味，入于肺经。

除疳积之要品，杀诸虫之上剂。（增补）能燥湿而化食，治癥痛与鳖瘕。

芜荑无毒，陈久气膻者良。

幼科取为要药，然久服能伤胃。

枳壳 味苦，微寒，入肝、大肠。

破至高之气，除咳逆停痰；助传导之官，消水留胀满。

枳壳无毒，麸炒。

枳实 辛平之味，入手太阴。

破积有雷厉风行之势，泻痰有冲墙倒壁之功。解伤寒结胸，除心下急痞。

枳实无毒，即枳壳之小者。皮厚而小为枳实，壳薄虚大为枳壳。久陈者良，麸炒。

枳实、枳壳，上世未当分别，自东垣分枳壳治高，枳实治下；海藏分枳壳主气，枳实主血。然究其功用，皆利气也。气利即痰喘止、痞胀消、食积化。人之一身，自飞门以至魄门，三焦相通，一气而已，又何必分上与下、气与血乎！但枳壳性缓，枳实性急，为确当耳。

按： 枳壳、枳实专主破气，大损真元。凡气弱脾虚，以致停食痞满，法当补中益气，即食自化、痞自散。若用枳壳、枳实，是抱薪救火矣。胀满因于实邪者可用，若因土虚不能制水、肺虚不能行气而误用之，则祸不旋踵。瘦胎用之，原为湘阳公主而设，以彼禀养太过，行气肥实，故相宜也，若一概用之，反致气弱而难产。洁古枳术丸，用枳实为积滞者设，积滞去则脾胃自健，故谓之补，非消导之外别有补益也。时医不察虚实，不辨补泻，往往概施，损人真元，为害不浅。虽以补剂救之，亦不能免其克削之害。蹈弊者，多表以为戒。

厚朴　苦、辛，大温，入于脾、胃。

辛能散风邪，温可解寒气。下气消痰，去实满而宽膨；温胃和中，调胸腹而止痛。吐利交资，惊烦共主。（增补）疗气血之痹，去三虫之患。

厚朴无毒，干姜为使，恶泽泻、硝石、寒水石，忌豆。色紫、味辛者良，刮去粗皮，切片，姜汁炒。

厚朴，榛树皮也。温热之性，专于散结除满、温胃暖脾，故主食停痰滞、胀满吐利等证。然但可施于元气未虚，邪气方盛；或客寒犯胃，湿气浸脾。若脾胃虚者，虽有如上诸证，切勿沾唇。或一时未见其害，而清纯冲和之气潜伤暗耗矣，可不谨诸！孕妇服之，大损胎元。

茶叶　甘、苦，微寒，入于心、肺。

消食下痰气，止渴醒睡眠；解炙煿之毒，消痔瘘之疮；善利小便，颇疗头疼。

茶叶无毒，畏威灵仙、土茯苓，恶榧子。寒胃消脂，酒后饮茶，引入膀胱、肾经，患疝瘕水肿，空心尤忌。

禀土之清气，兼得初春生发之义，故其所主皆以清肃为功。然以味甘不涩、气芬如菊、色白如玉者良。茶禀天地至清之气，产于瘠砂之间，专感云雾之滋培，不受纤尘之滓秽，故能清心涤肠胃，为清贵之品。昔人多言其苦寒，不利脾胃及多事发黄消瘦之说，此皆语其粗恶苦涩者耳。故入药须择上品，方有利益。

猪苓　味甘、淡，平，入肾、膀胱。

分消水肿，淡渗湿痰。（增补）何虞温疫大毒，蛊疰不祥；亦疗淋浊管痛，泻痢疟疾。

猪苓无毒，多生枫树下，块如猪屎，故名。白而实者良，去皮。

猪苓感枫根之余气而成，利水，诸无如此驶。

按：寇宗奭曰：多服猪苓，损肾昏目。洁故云：淡渗燥亡津液，无湿证勿服。

乌药 辛温之味，入胃、膀胱。

主膀胱冷气攻冲，疗胸腹积停为痛。天行疫瘴宜投，鬼犯蛊伤莫废。

乌药无毒，根有车毂纹、形如连珠者良。酒浸一宿，炒，亦有煅研用者。

辛温芳馥，为下气温中要药。

按：气虚、血虚、内热者勿用。

海桐皮 气味苦平，入于脾、胃。

除风湿之害，理腰膝之疼。可涂疥癣，亦治牙虫。

海桐皮无毒，出广南，皮白坚韧。

按：腰膝痛非风湿者不宜用。治癣、治牙须与他药同行。

大腹皮 味苦，微温，入于脾、胃。

开心腹之气，逐皮肤之水。(增补)和脾泄肺，通大小肠。肺气痞胀胥宜，痰膈瘴疟亦宜。

大腹皮无毒，酒洗，黑豆汤再洗，火焙用。病涉虚者勿用。

按：主用与槟榔相仿，而力稍缓耳。鸠鸟多集大腹树上，宜以大豆汁多洗，令黑汁去皮为度。火焙用。病涉虚者勿用。

合欢皮 甘平之味，入于心、脾。

安和五脏，欢乐忘忧。(增补)明目续筋，和血止痛。

合欢无毒，得酒良。

心为君主之官，土为万物之母，二脏调和，即五脏自安，神明自畅。

《嵇康养生论》云合欢蠲忿，正谓此也。一名夜合。

五倍子　苦、酸、涩，平，入于肺、胃。

敛肺化痰，故止嗽有效；散热生津，故止渴相宜。上下之血皆止，阴阳之汗咸瘳，泻痢久而能断，肿毒发而能消。糁口疮须臾可食，洗脱肛顷刻能收。染须发之白，治目烂之疴。

五倍子无毒，壳轻脆而中虚，可以染皂，或生或炒，捣末用。

五倍子性躁急而专收敛，咳嗽由于风寒者忌之，泻痢非虚脱者忌之，咳嗽由于肺火者忌之。误服反致壅满，以其收敛太骤，火气无从泄越耳。

天竺黄　甘寒之味，入于心经（《医宗金鉴》谓其产于大竺国，即现今印度）。

祛痰解风热，镇心安五脏。大人中风不语，小儿天吊惊痫。

天竺黄无毒，出南海。大竹之精气结成如竹节者真。

与竹沥功用相仿，故清热养心、豁痰利窍，久用亦能寒中。产于天竺国。

密蒙花　甘平之味，入厥阴肝。

养营和血，退翳开光。大人眦泪羞明，小儿痘疹攻眼。

密蒙花无毒，产于蜀中，酒润焙。

独入东方，为涤热和营之用。故治目之外，无他长也。

巴豆　辛热之味，入肺、脾、胃、大小肠五经。

荡五脏，涤六腑，几于煎肠刮胃；攻坚积，破痰癖，直可斩关夺门。气血与食，一攻而殆尽；痰虫及水，倾倒而无遗。胎儿立堕，疔毒旋抽。

巴豆有大毒。芫花为使，畏大黄、黄连、芦笋、菰笋、酱豆、冷水，恶蘘草，反牵牛。去心及膜，火焙，研细，去油用。

生于盛夏之令，成于秋金之月，故味辛、气温，得刚猛火烈之用，荡涤一切有形之物。

按：元素曰：巴豆不可轻用。郁滞虽开，真阴随损。以少许着肌肤，须史发泡，况肠胃柔薄之质，无论下后耗损真阴，即脏腑被其熏灼，能无溃烂之患耶？万不得已，亦须炒熟去油，入少许即止，不得多用耳。

蜀椒　味辛，性热，入肺、脾、肾。

温脾土而去三焦之冷滞，补元阳而荡六腑之沉寒。饮癖气癥和水肿，累见奇功；杀虫止呕及肠虚，恒收速效。通血脉，则痿痹消除；行肢节，则机关健运。

椒目

善消水肿，可塞耳聋。

蜀椒、椒目有毒。杏仁为使，畏款冬花、防风、附子、雄黄。肉厚皮皱，秦椒略小。闭口者，害人。微炒去汗，捣去里面黄壳，取仁用。得盐良。又畏凉水、麻仁。

椒禀纯阳之气，乃除寒湿、散风邪、温脾胃、暖命门之圣药。

按：命门火衰、中气寒冷者宜之。若阴虚火旺之人，在所大忌。

胡椒　味辛，大热，入胃、大肠。

下气温中，消风祛痰。（增补）食积与快膈称良，腹痛与胃寒共治。

胡椒有小毒，忌用与蜀椒相同。

胡椒损肺走气，动火动血，损齿，昏目，发疮痔脏毒，必阴气至足者方可用。荜澄茄，即胡椒之大者，乃一类两种，主治略同。

橡斗子　苦温之味，入于脾、胃。

固精颇效，止痢称奇。

橡斗子无毒。

霜后收采，去壳，蒸之从巳至未，刴作五片，晒干用，可以济饥。

按： 新痢初起、湿热甚者，忌服。

木鳖子 甘温之味，入于肝、胃。

散血热，除痈毒，止腰痛，生肌肉。(增补)杀疯狗之毒，止血痹之痛。

木鳖子有毒。

有毒之品，但以外用，勿轻内服。

番木鳖，形较小而色白、味苦。主咽喉痹痛。气血虚、肠胃滑者，大戒。

水杨叶 苦平之味，入肺、大肠。

止久痢而多功，浴豆疮而起发。

水杨叶无毒。生于涯涘之旁，得水土之气偏多。能散虚热，故久痢需之。痘疮顶陷、浆滞不行，或风寒所阻者，宜水杨枝叶。无叶用嫩枝五斛，流水一釜，煎汤温浴，如冷添汤。良久，以见垒起有晕丝者，浆行也。如不满，再浴之。虚者只洗头面手足，屡浴不起者死。初出及痒塌者，皆不可浴。若内服助气血药，其效更远。此方有燮理之妙。盖黄钟一动，而蛰虫启户；东风一吹，而坚冰解腹之义也。

柞木皮 苦平之味，入脾、肾二经。

催生圣药，黄疸奇方。

柞木皮无毒。

下行利窍，故黄疸与产家用之。

棕榈皮 味苦、涩，平，入肝、脾二经。

吐血鼻红肠毒病，十全奇效；崩中带下赤白痢，一切神功。

棕榈皮无毒，年久败棕良，与发灰同用尤佳。

去血过多、滑而不止者宜之。若早服，恐停瘀为害。性涩，故止血有功。然惟血去多、滑而不止者宜之。火烧烟尽存性，窨地上出火毒。

川槿皮　苦平之味，入脾、大肠。

止肠风与久痢，擦顽癣及虫疮。

川槿皮无毒，肉厚而色红者真，不宜多服。

皂荚　味辛、咸，温，入肺、肝、胃。

开窍通关，宣壅导滞，搜风逐痰，辟邪杀鬼。（增补）搐之治噤口中风，服之则除湿去垢，涂之而散肿消毒，焚之而辟疫除瘟。

皂荚有小毒，柏子为使，恶麦门冬，畏人参、苦参。刮去粗皮及弦与子，酥炙用。

性极尖利，无闭不开，无坚不破，中风伤寒门中，赖为济急之神丹。若类中风由于阴虚者禁之，孕妇亦禁。

子，去皮，水浸软，煮糖渍食之，治大肠虚秘，瘰疬恶疮。

刺，功用与皂荚同，第其锐利能直达疮所，为痈疽、妒乳、疔肿未溃之神药。米醋熬嫩刺，涂癣有效。痈疽已溃者勿服耳，孕妇亦忌之。

诃黎勒　苦温之味，入肺、大肠。

固肠而泄痢咸安，敛肺而喘嗽俱止；利咽喉而通津液，下食积而除胀满。

诃黎勒无毒，从番舶来，岭南亦有。六棱，黑色，肉厚者良。酒蒸一伏时，去核，焙。生用清金行气，熟用温胃固肠。嗽痢初起者勿服，气虚者亦忌。

按：其主用皆温涩收敛之功，若肺有实热、泻痢因湿热以及气喘因火冲者，法咸忌之。

楝实　苦寒之味，入于脾、肝。

杀三虫，利小便。根微寒，杀诸虫，通大肠。（增补）愈疝气，疗疥疮。

肝厥腹痛以瘳，伤寒里热亦愈。

棟实有毒，川产良。酒蒸，刮去皮，取肉，去核。凡使肉不使核，使核不使肉。如使核，须捶碎。茴香为使。大寒，极苦，宜于杀虫。若脾胃虚寒者，大忌。

樗白皮　味苦、涩，寒，入大肠与肺、胃。

涩血止泻痢，杀虫收产肠。（增补）去肺胃之陈痰，治湿热之为病。

樗白皮有小毒，东引者良，醋炙之。

苦寒之性，虚寒者禁用，肾家真阴虚者亦忌之，以其陡燥耳。止入丸而不入汤煎。

（附注）椿白皮功用相仿，力逊之。樗白叶功用亦相仿，差不及耳。

郁李仁　酸平之味，入脾、大肠。

润达幽门，而关格有转输之妙；宣通水府，而肿胀无壅遏之嗟。

郁李仁无毒，蜜浸，研如膏。

性专降下，善导大肠燥结。利周身水气，然下后令人津液亏损，燥结愈甚。此乃治标救急之药，津液不足者，慎勿轻服。

雷丸　味苦，寒，入胃。

杀脏腑诸虫，除婴儿百病。（增补）毒气可逐，胃热亦清。

雷丸有小毒。荔核、厚朴、蓄根、芫花为使，恶葛根。酒蒸。

雷丸乃竹之余气，得霹雳而生，故名雷丸。杀虫之外无他长，久服令人阴痿。

苏木　味甘、咸，平，入心、肝、脾。

宣表里之风邪，除新旧之瘀血。（增补）宜产后之胀满，治痈肿与仆伤。

苏木无毒。

苏木理血，与红花同功，少用和血，多用破血也。其治风者，所谓"治风先治血，血行风自灭"也。一名苏枋木。

没石子 苦温之味，入少阴肾（一名无食子）。

益血生精，染须发而还少；强阴治痿，助阳事以生男。涩精止遗淋，固肠医泄痢。

没石子无毒，忌铜、铁器，用浆水于砂盆中，研，焙干，再研如乌犀色。出诸番，颗少纹细者佳，性偏止涩。

禀春生之气，兼金水之性。春为发生之令，故有功于种玉；金主收肃之用，故有功于止涩。然亦不可多用、独用也。

木瓜 酸温之味，入足厥阴。

筋急者得之即舒，筋缓者遇之即利。湿痹可以兼攻，脚气惟兹最要。

木瓜无毒，忌铁。去穰，陈久者良。

得东方之酸，故入厥阴治筋，非他药所能侔匹。转筋时，但念木瓜数十声，立效。东垣云：气脱能收，气滞能和，故于筋急、筋缓两相宜也。

按：孟诜云：多食损齿及骨。《素问》所谓阴之所生，本在五味；阴之所营，伤在五味。五味太过，则有偏胜之忧也。

果　部

莲子 甘平之味，入心、脾、肾。

心肾交，而君相之火邪俱靖；肠胃厚，而泻痢之滑脱均收。频用能涩精，多服令人喜。（增补）养神而气力长，治血而崩带瘳。

莲子无毒，泡去皮、心，炒。

莲子，脾家果也，久服益人，大便燥者勿服。石莲子，其味大苦，产广中树上，不宜入药。石莲子乃九月经霜后坚黑如石、坠水入泥者。

莲藕　甘平之味，入于心、脾。

生用则涤热除烦，散瘀而还为新血；熟用则补中和胃，消食而变化精微。

莲藕无毒，忌铁。生用甘寒，熟用甘平，其性带涩，止血有功。产家忌生冷，惟藕不忌，以能祛瘀故也。

莲花须　味甘、涩，温，入于心、肾。

清心而诸窍之出血可止，固肾而丹田之精气无遗。须发变黑，泻痢能除。

莲花须无毒，忌地黄、葱、蒜。温而不热，血家、泻家尊为上剂。小便不利者勿服。

莲房

固经涩肠，煅灰治崩漏。但不宜多服。

荷叶

助脾胃而升发阳气，能散瘀血留好血。惟性升散，虚者禁之。

荷蒂

治雷头风，取其有震仰盂之象，类从之义也。

橘皮　辛温之味，入于脾、肺。

止嗽定呕，颇有中和之妙；清痰理气，却无峻烈之嫌。留白者，补胃偏宜；去白者，疏通专掌。

橘皮无毒，广中产者最佳，福建者力薄，浙产更恶劣矣，陈久愈佳。

去蒂及浮膜，晒干。治痰咳，童便浸晒；治痰积，姜水炒；入下焦，盐水炒。

苦能泄气，又能燥湿；辛能散气；温能和气。同补药则补，同泻药则泻，同升药则升，同降药则降。夫脾乃元气之母，肺乃摄气之籥，故独入二经。气虽中和，然单服、久服亦损真元。橘皮下气消痰，橘肉生痰聚气。一物也，而相如此。

青皮

破滞气，愈低愈效；削坚积，愈下愈良。引诸药至厥阴之分，下饮食入太阴之仓。（增补）郁积与发汗咸治，疝痛与乳肿宜投。其核也，主膀胱疝气；其叶也，治乳痈肺痈。

青皮无毒。即橘之小者，麸炒。

青皮兼能发汗，性颇猛锐，不宜多用。如人年少壮，未免躁暴。及长大而为橘皮，如人至老年，烈性渐减。经久而为陈皮，即多历寒暑，而躁气全消也。核主膀胱疝气，一味为末，酒服五钱。叶主肺痈、乳痈，绞汁饮之。

香橼　苦温之味，入于肺、脾。

理上焦之气，止呕宜求；进中州之食，健脾宜简。

香橼无毒，年久者良，去白，炒。

性虽中和，单用、多用亦损真气。脾虚者，须与参、术同行，乃有相成之益耳。

大枣　甘平之味，入于脾经。

调和脾胃，具生津止泻之功；润养肺经，操助脉强神之用。（增补）助诸经而和百药，调营卫而悦容颜。

大枣无毒，坚实肥大者佳。

经言：枣为脾果，脾病宜食之。又曰：脾病人毋多食甘，毋乃相戾耶！不知言宜食者，指不足之脾也，如脾虚泄泻之类。无多食者，指有余之脾也，如中满肿胀之类。凡用药者能随其虚实而变通之，虽寻常品味，必获神功。苟执而泥之，虽有良剂，莫展其长。故学者以格致为亟也。

按：枣虽补中，然味过于甘，中满者忌之。小儿疳病及齿痛痰热之人，俱不宜食。生者尤为不利。红枣功用相仿，差不及耳。

芡实　甘平之味，入于脾、肾。

补肾固精，而遗浊有赖；益脾养气，而泄泻无虞。（增补）益耳目聪明，愈腰膝酸痛。

芡实无毒。

禀水土之气以生，独于脾肾得力。小儿不宜多食，难消故也。

乌梅　酸平之味，入于肺、脾。

定嗽定渴，皆由敛肺之功；止血止痢，尽是固肠之力。清音去痰涎，安蛔理烦热。蚀恶肉而至速，消酒毒以清神。

乌梅无毒。

白梅　酸、涩、咸，平，入肝与胃。

牙关紧闭，擦龈涎出便能开；刀箭伤肤，研烂敷之血即止。

白梅无毒，即霜梅也。功同乌梅，盐渍为白梅，多食损齿伤明。

青梅熏黑为乌梅，产吉安者肉厚多脂，最佳。

乌梅、白梅皆以酸收为功。疽愈后有肉突起，乌梅烧敷，一日减半，两日而平，真奇方也。夫梅生于春，曲直作酸，病有当发散者，大忌酸收，误食必为害。若过食而齿齼，嚼胡桃肉解之。

柿　甘寒之味，入于肺、脾。

润肺止嗽咳，清胃理焦烦。

柿子无毒。

干柿

能厚肠而止泄，主反胃与下血。

干柿无毒。

柿霜

清心而退热生津，润肺而化痰止嗽。

柿霜无毒。

三者主用大同小异。总之，清肃上焦火邪，兼有益脾之功也。有人三世死于反胃，至孙得一方，用柿饼同干饭食之，绝不用水，亦不以他药杂之，旬日而愈。

按：柿性颇寒，肺经无火及风寒作嗽者、冷痢滑泄者忌之。与蟹同食，令人腹痛作泻。

荸荠　甘寒之味，入阳明胃。

益气而消食，除热以生津，腹满须用，下血宜尝。

荸荠无毒。

同胡桃食之，能化铜物为乌有。一味为末，能辟蛊毒。

按：孟诜云：有冷气人勿食，多食令人患脚气，孕妇忌之。

枇杷叶　苦平之味，入于肺、胃。

走阳明则止呕下气，入太阴则定咳消痰。

枇杷叶无毒，去背上毛。治胃病，可用姜汁涂炙；治肺病，可用蜜水涂炙。

止渴下气，利肺气，止吐逆，除上焦之热，润五脏。多食，发痰热伤脾。同炙肉及熟面食，令人患热黄疾。

长于降气，气降则火清痰涸；但去毛不净，射入肺中作咳，难疗。

按： 胃寒呕吐及风寒咳嗽者忌之。

甘蔗 甘平之味，入于肺、胃。

和中而下逆气，助脾而利大肠。（增补）能治咳而消痰，亦除热而润燥。

甘蔗无毒。

禀地之冲和之气，故味甘性平；甘为稼穑之化，故和中助脾。亦能除热止渴，治噎膈，解酒毒。

按： 世人误以蔗为性热，不知其甘寒泻火。王摩诘诗云：饱食不须愁内热，大宫遂有蔗浆寒。盖详于本草者耶。惟畏寒呕吐、中满滑泄者忌之。

白砂糖 甘寒之味，入于脾经。

生津解渴，除咳消痰。（增补）补脾缓肝，和中润肺。

白砂糖无毒。

红砂糖

功用与白者相仿，和血乃红者独长。

红砂糖无毒。

红白二种皆蔗汁熬成，多食损齿生虫。作汤，下小儿丸、散，误矣。中满者忌之。

桃仁 味苦、甘，平，入肝、大肠。

破诸经之血瘀，润大肠之血燥。肌有血凝，而燥痒堪除；热入血室，而谵语可止。（增补）可除厥癥瘕，何虞乎邪气？

桃仁无毒，香附为使，去皮、尖，炒，勿用双仁者。

苦重于甘，气薄味厚，沉而下降，为阴中之阳。苦以推陈，甘以生新，故血疾恒需之。桃为五木之精，故能辟邪杀鬼，亦可杀虫。

桃枭是桃实，在树经冬不落者，正月采之，主辟邪祛祟。

按： 桃仁破血，血瘀者相宜。若用之不当，大伤阴气。

杏仁　味苦、甘，温，入肺、大肠。

散上焦之风，除心下之热。利胸中气逆而喘嗽，润大肠气闭而难通。解毒锡有效，消狗肉如神。(增补)除风散寒，治时行之头痛；润燥消积，亦行痰而解肌。

杏仁有毒，恶黄芩、黄芪、葛根，畏蘘草。泡，去皮、尖，焙，双仁者勿用。

杏仁性温，散肺经风寒滞气殊效。

按： 阴虚咳嗽者忌之。

梨　味甘、酸，寒，入心、肝、脾。

外宣风气，内涤狂烦，消痰有灵，醒酒最验。(增补)凉心润肺，利大小肠，降火清喉，解痈疽毒。

梨无毒。

人知其清火消痰，不知其散风之妙。生之可清六腑之热，熟之可滋五脏之阴。

按： 丹溪云：梨者，利也，流利下行之谓也。脾虚泄泻者禁之。

橄榄　酸、涩、甘，平，入阳明胃。

清咽喉而止渴，厚肠胃而止泻。消酒称奇，解毒更异。

橄榄无毒。

其主用药与诃黎勒同。误中河豚毒，惟橄榄煮汁可解。诸鱼骨鲠，嚼橄榄汁咽之。如无，以核研末，急流水调服亦效。

胡桃 甘平之味，入于肺、肾。

佐补骨而治痿强阴，兼胡粉而拔白变黑。久服润肠胃，恒用悦肌肤。(增补) 通命门而理三焦，治腰脚与心腹痛。

胡桃无毒。

三焦者，元气之别使；命门者，三焦之本原，盖一原一委也。命门指所居之府而名，乃藏精系胞之物。三焦指分别之部而名，乃出纳熟腐之司。一以体名，一以用名，在两肾之间，上通心肺，为生命之源，相火之主。《灵枢》以详言，而扁鹊不知原委体用之分别，以右肾为命门，以三焦为有名无状，承讹至今，莫能正也。胡桃仁颇类其状，而外之皮汁皆黑，故入北方通命门。命门即通，则三焦利，故上通于肺耳。一幼儿痰喘五日不乳，其母云：梦观音，命服人参胡桃汤数口，喘即定。明日去胡桃衣，其喘复作，仍连皮服，遂愈。盖皮有敛肺之功也。但用一味，空腹时连皮食之，最能固精。

按： 肺有痰热、命门火炽者勿服。

龙眼 甘平之味，入于心、脾。

补心虚而长智，悦胃气以培脾；除健忘与怔忡，能安神而熟寐。(增补) 血不归脾莫缺，思虑过度者宜。

龙眼无毒。

不热不寒，和平可贵，别名益智者，为其助心生智也。归脾汤用为向导者，五味入口，甘为归脾也。道家用龙眼细嚼千余，待满口津生，和津汩汩而咽，此即服玉泉之法也。

山楂 酸平之味，入于脾、胃。

消肉食之积，行乳食之停。疝气为殃，茴香佐之取效；儿枕作痛，砂糖调服成功。发小儿痘疹，理下血肠风。

山楂无毒，去核。

善去腥膻油腻之积，与麦芽之消谷积不同也。核主催生、疝气。

山楂有大小两种，小者入药。

按：多服令人嘈烦易饥，反伐脾胃发生之气。胃中无积及脾虚恶食者忌之。

榧子 甘、涩，性平，入太阴肺（"涩"字从《纲目》增）。

杀百种之虫，手到而瘥；疗五般之痔，频常则愈。消谷食而治咳，助筋骨而壮阳。

榧子无毒，反绿豆。

东坡诗云：祛除三彭虫，已我心服疾。指其杀虫也。不问何虫，但空心服食榧子二十一枚，七日而虫下。轻者二日即下矣。

按：丹溪云：榧子，肺家果也，多食则引火入肺，大肠受伤。

石榴皮 味酸、涩，温，入肝、脾、肾。

泻痢久而肠虚，崩带多而欲脱；水煎服而下蛔，汁点目而止泪。

石榴皮无毒。忌铁器。

按：榴味酸涩，故入下断崩中之剂。若服之太早，反为害也。

谷　部

胡麻 甘平之味，入肝、脾、胃。

养血润肠，燥结焦烦诚易退；补中益气，风淫瘫痪岂难除。坚筋骨，明耳目，轻身不老；长肌肤，填髓脑，辟谷延年。

胡麻无毒，其色如酱，其状如虱。九蒸晒。

补阴是其本职，又治风者，"治风先治血，血行风自灭"也。李延飞云：风病人久服，步履端正，语言不謇。《神农》收为上品。《仙经》载其功能，询奇物也。但服之令人肠滑，得白术并行为胜。

麻仁　甘平之味，入于脾、胃。

润五脏，通大肠。宣风利关节，催生疗产难。

麻仁无毒，畏牡蛎、白薇、茯苓。绢包置沸汤中，至冷取出，悬井中一夜，勿着水，曝干，新瓦上挼去壳。

刘完素曰：麻仁，木谷也，而治风，同气相求也。陈士良云：多食损血脉，滑精气，痿阳事。妇人多食，即发带疾，以其滑利下行，走而不守也。

麻油　味甘，微寒，入肠与胃。

熟者利大肠，下胞衣；生者摩疮肿，生秃发。

麻油无毒，生榨者良。若蒸炒者，只可供食，不可入药。生者过食能发冷痢。

脾虚作泻者忌之。熬熟不可经宿，经宿即助热动气也。

饴糖　甘温之味，入于脾经。

止嗽化痰，《千金方》每嘉神效；脾虚腹痛，建中汤累奏奇功。瘀血熬焦和酒服，肠鸣须用水煎尝。

饴糖无毒。

按：饴糖虽能补脾润肺，然过用之，反能动火生痰。凡中满吐逆，酒病牙疳，咸忌之，肾病尤不可服。

黑豆　甘平之味，入于肾经。

活血散风，除热解毒，能消水肿，可稀痘疮。（增补）生研则痈肿可涂，饮汁而鬼毒可杀。

黑豆无毒。畏五参、龙胆、猪肉，忌厚朴，得猪胆汁、石蜜、牡蛎、杏仁、前胡良。

婴儿十岁以下者，炒豆与猪肉同食，壅气致死，十有八九。凡服蓖麻子，忌炒豆，犯之死。服厚朴亦忌之，最动气故也。

赤小豆　味甘，微平，入心、小肠。

利水去虫，一味磨吞决效；散血排脓，研末醋敷神良。止渴行津液，清气涤烦蒸。通乳汁，下胞衣，产科要矣；除痢疾，止呕吐，脾胃宜之。

赤小豆无毒，紧小而赤豆黯色者入药。

赤豆，心之谷也。其性下行，入阴分，进小肠，治有形之病，消痈散肿。虽溃烂几绝者，为末敷之，无不立效。

按：久服赤豆，令人枯燥肌瘦身重，以其行降令太过也。

绿豆　甘寒之味，入厥阴肝。

解热毒而止渴，去浮风而润肤；利小便以治胀，厚肠胃以和脾。

绿豆无毒，反榧子壳，恶鲤鱼。

绿豆属木，通于厥阴，解毒之功，过于赤豆。但功在绿皮，若去壳，即壅气矣。

按：胃寒者不宜食。

扁豆　甘温之味，入于脾经。

补脾胃而止吐泻，疗霍乱而清湿热。解诸毒大良，治带下颇验。

扁豆无毒，去皮炒。

色黄味甘，得乎中和，脾之谷也。能化清降浊，故有消暑之用。皮如栗色者，不可入药。扁豆专治中宫之病，然多食能壅气，伤寒邪炽者勿服。

淡豆豉　味甘、苦，寒，入于肺、脾。

解肌发汗，头疼与寒热同除；下气清烦，满闷与温斑并妙。疫气瘴气，皆可用也；痢疾疟疾，无不宜之。

淡豆豉无毒。

豆经蒸罯，能升能散。得葱则发汗，得盐则止吐，得酒则治风，得薤则治痢，得蒜则止血，炒熟又能止汗，亦要药也。造豉法：黑豆一斗，六月间水浸一宿，蒸熟摊芦席上微温，蒿覆五六日后，黄衣遍满为度，不可太过，取晒，簸净，水拌得中，筑实瓮中，桑叶盖，厚三寸，泥固，取晒半日，又入瓮，如是七次，再蒸，曝干。

按：伤寒直中三阴与传入阴经者勿用。热结烦闷，宜下不宜汗，亦忌之。

麦芽　味甘、咸，温，入阳明胃。

熟腐五谷，消导而无停；运行三焦，宣通而不滞。疗腹鸣与痰饮，亦催生而堕胎。

麦芽无毒，炒黄，去芒，留芽用。

古人惟取穬麦为芽，今人多用大麦者，非也。以谷消谷，有类从之义，无推荡之峻。胃虚停谷食者宜之。然有积化积，无积消肾气堕胎。

神曲　味甘，性温，入于胃经。

健脾消谷，食停腹痛无虞；下气行痰，泄痢胃翻有藉。

神曲无毒，研细炒黄，陈久者良。

五月五日或六月六日，以白面百斤，青蒿、苍耳、野蓼各取自然汁六大碗，赤小豆、杏仁泥各三升，以配白虎、青龙、朱雀、玄武、勾陈、腾蛇，用诸汁和面，豆、杏仁布包作饼，楮叶包熏，如造酱黄法，待生黄衣，曝干收之。

按：脾阴虚、胃火盛者勿用，能损胎孕。

谷芽　味甘、苦，温，入于脾、胃。

消食与麦芽同等，温中乃谷芽偏长。（增补）气和具生化之功，开胃与快脾是擅。

谷芽无毒，炒用。

味甘，气和，具生化之性，故为消食健脾、开胃和中之要药也。

酒　苦、甘、辛，热，入于肺、胃。

通血脉而破结，厚肠胃而润肌；宣心气以忘忧，助胆经以发怒。善行药势，可御风寒。

酒有毒，陈久者良。畏绿豆粉、枳椇子、葛花。烧酒散寒破结，损人尤甚。

少饮则和血行气、壮神消愁；过饮则损胃耗血、生痰动火。故夫沉湎无度、醉以为常者，轻则致疾，重则亡身。此大禹所以疏仪狄、周公所以著酒诰也。

醋　酸温之味，入厥阴肝。

浇红炭而闻气，产妇房中常起死；涂痈疽而外治，疮科方内屡回生。消心腹之疼，癥积尽破；杀鱼肉之毒，日用恒宜。

醋无毒，米醋最良。

藏器曰：多食损筋骨、损胃、损颜色。

罂粟壳　味酸、涩，温，入于肾经。

止痢泻而收脱肛，涩精气而固遗泄。劫虚痨之嗽，摄小便之多。

罂粟壳无毒，水洗，去蒂、去顶、去穰，醋炒透。得醋、乌梅、陈皮良。

酸收太紧，令人呕逆，且兜积滞，反成痼疾。若醋制而与参、术同行，可无妨食之害。

按：风寒之作嗽、泻痢新起者，勿服。

菜　部

瓜蒂　苦寒之味，入阳明胃。

理上脘之疴，或水停，或食积，总堪平治；去胸中之邪，或痞硬，或懊憹，咸致安宁。水泛皮中，得吐而痊；湿家头痛，搐鼻而愈。

瓜蒂无毒。极苦而性上涌，能去上焦之病，"高者因而越之"是也。

按：瓜蒂最能损胃伤血、耗气夺神，上部无实邪者，切勿轻投。

白芥子　辛热之味，入太阴肺。

解肌发汗，利气疏痰。温中而冷滞冰消，避邪而祟魔远遁。酒服而反胃宜痊，醋涂而痈毒可散。

白芥子无毒，北产者良。

痰在胁下及皮里膜外者，非白芥子不能达。煎汤不可太热，热则力减。

按：肺经有热、阴虚火亢者勿服。茎叶动风动气，有疮疡、痔疾、便血者皆忌之。

莱菔子　辛温之味，入肺与胃。

下气定喘，消食除膨。生研堪吐风痰，醋调能消肿毒。

莱菔子无毒。

丹溪云：莱菔子治痰，有推墙倒壁之功，表其性烈也。

按：虚弱人服之，气喘难布息。

干姜　辛热之味，入于肺、肝。

破血消痰，腹痛胃翻均可服；温中下气，癥瘕积胀悉皆除。开胃和脾，消食祛滞。生用则发汗有灵，炮黑则止血颇验。（增补）风湿之痹可逐，肠澼下血亦良。

干姜无毒，白净结实者良。惧其散，炒黄用，或炒微焦。

姜味本辛，泡之则苦，守而不移，非若附子行而不止也。其止血者，盖血虚则热，热则妄行，炒黑则能引补血药入阴分，血得补则阴生热退，且黑为水色，故血不妄行也。然血寒者可多用，血热者不可过用，三四分为向导而已。

按：姜味大辛，辛能僭上，亦能散气行血，久服损阴伤目，凡阴虚有热者勿服。

生姜　辛热之味，入于肺、胃。

生能发表，熟可温中。开胃有奇功，止呕为圣药。气胀腹疼俱妙，痰凝血滞皆良。刮下姜皮，胀家必用。（增补）能去臭气，亦通神明。

生姜无毒。要热去皮，要冷留皮。

凡中风、中暑、中气、中毒、中恶、霍乱，一切暴卒之证，用姜汁和童便服之。姜汁能开痰，童便能降火也。

古方以姜茶治痢，热痢留皮，冷痢去皮，火炒。忌服同干姜。

姜皮和脾行水，治浮肿胀满；煨姜和中止呕，行脾胃之津液，最为平妥。

葱白 辛平之味，入于肺、胃。

通中发汗，头疼风湿总蠲除；利便开关，脚气奔豚通解散。跌打金疮出血，砂糖研敷；气停虫积为殃，铅粉丸吞。专攻喉痹，亦可安胎。（增补）伤寒寒热者宜，面目浮肿亦治。

葱白无毒，忌枣、蜜、犬、雉肉。

葱味最辛，肺之要药也，故解散之用居多。

按： 多食葱，令人神昏发落，虚气上冲。

韭 辛温之味，入于脾、胃。

消谷化食，辟鬼驱邪。破痃癖多功，灸恶疮必效。捣贴胸前，痞格资外攻之益；研涂足底，火热有下引之奇。

大蒜有毒，忌蜜，独头者佳。

大蒜用最多，功至捷。外涂皮肉，发疮作疼，则其入肠胃而搜刮，概可见矣。

按： 性热气臭，凡虚弱有热之人，切勿沾唇。即宜用者，亦勿过用，生痰动火，损目耗血，谨之。

韭 辛温之味，入于脾、肾。

固精气，暖腰膝，强肾之功也；止泻痢，散逆冷，温脾之力钦！消一切瘀血，疗喉间噎气。韭子固精生精，助阳止带。

韭无毒，忌蜜。

古方用韭，专治瘀血。盖酸入肝，辛散温下也。多食神昏目暗。

金石部

金箔　辛平之味，入于心经。

安镇灵台，神魂免于飘荡；辟除恶祟，脏腑搜其伏邪。

金箔有毒。

禀西方之质，为五金之主，最能制木，故中风惊痫皆需之。银箔功用相仿。

按：金箔有大毒，磨屑顿服，不过三钱而毙，岂可多服乎？催生者用之。

自然铜　辛平之味，入于厥阴。

续筋接骨，折伤者依然复旧；消瘀破滞，疼痛者倏尔消除。

自然铜无毒，产铜坑中。

按：自然铜虽有接骨神功，颇多燥烈之性，很能损人，大宜慎用。

铜青　辛酸之味，入于厥阴。

女科理气血之痛，眼科主风热之疼，内科吐风痰之聚，外科止金疮之血。杀虫有效，痔证亦宜。

铜青无毒，色青入肝，专主东方之证，服之损血，以醋制铜刮用。

黄丹　辛寒之味，入于心、脾。

止痛生肌，宜于外敷；镇心安魄，可作丸吞。下痰杀虫，截疟止痢。（增补）平吐逆而疗反胃，治巅疾以愈惊痫。

黄丹无毒。黑铅加硝黄、盐矾炼成。凡用时，以水漂去盐硝、砂石，微火炒紫色，摊地上出火毒。

味性沉阴，过服损阳气。化成九光者，当谓九光丹。铅粉主治略同。

密陀僧 辛平之味，入心、大肠。

镇心主，灭瘢野。五痔金疮同借重，疟家痢证共寻求。

密陀僧有小毒，色如金者良。即熬银炉底，感银铅之气而成。其性重坠，故镇心下痰。须水飞用，食之令人寒中。

紫石英 甘温之味，入心与肝（"入心与肝"四字，按《纲目》增）。

上通君主，镇方寸之靡宁；下达将军，助胎宫而有孕。（增补）治心腹之咳逆，补不足之温中。

紫石英无毒，畏扁豆、附子、黄连。火煅，醋淬，水飞。

紫石英南方之色，故功在血分，火热者忌之。

朱砂 甘寒之味，入于心经。

镇心而定癫痫，辟邪而杀鬼祟。解胎热痘毒，疗目痛牙疼。（增补）养精神而通神明，治五脏兼能化汞。

朱砂有毒，恶磁石，畏盐水，忌一切血。水飞三次，明如箭镞者良。

色赤应离，为心经主药。独用多用，令人呆闷。水银，即朱砂之液，杀虫虱有功，下死胎必用。渗入肉内，使人筋挛。若近男阳，阳痿无气。惟以赤金系患处，水银自然出。杨梅疮服轻粉，毒潜骨髓，毒发杀人。轻粉，主杀虫生肌。

雄黄 苦平之味，入于阳明胃经。

杨梅疔毒，疥癣痔疡，遵法搽敷力不小；血瘀风淫，鬼干尸疰，依方制服效偏奇。化痰涎之积，涂蛇虺之伤。

雄黄有毒，研细，水飞。生山之阳，明澈不臭，重三、四、五两者良。醋浸入莱菔子汁煮干。山之阴者名雌黄，功用略同。

《医宗必读》云：独入厥阴，为诸疮杀毒之药，亦能化血为水。血虚者大忌。

石膏　辛寒之味，入于肺、胃。

营卫伤于风寒，青龙收佐使之功；相傅因于火热，白虎定为君之剂。头痛齿疼肌肤热，入胃而搜逐；消渴阳狂逆气起，入肺以祛除。(增补)口干舌焦，是之取尔；中暑自汗，又何患焉？

石膏无毒，鸡子为使，恶莽草、巴豆，畏铁。有软硬两种，莹白者良。研细，甘草水飞火煅则不甚伤胃。

气味俱薄，体重而沉。少壮火热之人，功如反掌；老弱虚寒者，祸不旋踵。东垣云：立夏前服白虎汤，令人小便不禁，降令太过也。极能寒胃，使人肠滑不能食。非有大热者，切勿轻投。

滑石　味甘、淡，寒，入胃、膀胱。

利小便，行积滞。宣九窍之闭，通六腑之结。(增补)身热而泄澼可治，乳难与癃闭亦宜。

滑石无毒，白而润者良。石韦为使，宜甘草。凡脾虚下陷及精滑者忌之。病有当发表者，尤忌。

滑石利窍，不独小便也。上能利毛窍，下能利精窍。盖甘淡先入胃家，上疏于肺，下通膀胱。肺主皮毛，为水上源，膀胱司津液，气化则能出。故上则发表，下则利水，为荡热燥湿之剂。

按：多服使人精滑，慎之。

赤石脂　酸、辛，大温，入于心、胃、大肠。

主生肌长肉，可理痈疡；疗崩漏脱肛，能除肠澼。

赤石脂无毒，细腻黏舌者良。赤入血分，白入气分。研粉水飞，畏芫花，恶大黄、松脂。

按：赤石脂固涩，新痢家忌用，久痢家咸宜。

炉甘石　甘温之味，入阳明胃（"入阳明胃"四字，从《纲目》增）。

散风热而肿消，去痰气而翳退。

炉甘石无毒，煅，水飞。

产金银坑中，金银之苗，状如羊脑。煅红，童便淬七次，研末水飞。为眼科要药。

钟乳石　甘热之味，入阳明胃。

益精壮阳，下焦之虚弱堪珍；止嗽解渴，上部之虚伤宜宝。（增补）安五脏亦能明目，通百节而利九窍。

钟乳石有毒。蛇床为使，恶牡丹、牡蒙，畏紫石英，忌羊血，反人参、白术。入银器煮，水减即添，煮三日夜，色变黄白，换水再煮，色清不变，毒去尽矣。水飞过，再研半日。

其气慓悍，令阳气暴克，饮食倍进，昧者得此肆淫，则精竭火炎，发为痈疽、淋浊，岂钟乳之罪耶？大抵命门火衰者相宜，不尔便有害矣。

海石　咸平之味，入太阴肺。

清金降火，止浊治淋。积块老痰逢便化，瘿瘤结核遇旋消。

海石无毒，水沫日久积成。海中者，味咸更良。

海石乃水沫结成，体质轻飘，肺之象也；气味咸寒，润下之用也，故治证如上。

按：多服损人气血。

阳起石　咸温之味，入少阴肾。

固精而壮元阳，益气而止崩带。（增补）回子宫之虚冷，消结气与癥瘕。

阳起石无毒，出齐州阳起山，云母根也。螵蛸为使，恶泽泻、桂、雷丸、蛇蜕，畏菟丝子，忌羊血。火煅，醋淬七次，水飞。

此石产处，冬雪不积，其热可知。云头两脚鹭鸶毛，轻松如狼牙者良。非命门火衰者勿用。

磁石 辛温之味，入少阴肾。

治肾虚之恐怯，镇心脏之怔忡。（增补）疗肢节中痛，则风湿以除；清火热烦满，而耳聋亦治。

磁石无毒，柴胡为使，恶牡丹皮、莽草，畏石脂。火煅，醋淬，水飞。

磁石名吸铁石，乖镇伤气，可暂用而不可久。

《医宗必读》云：镇心益肾，故磁朱丸用之。可暂用，不可久也。

青礞石 咸平之味，入厥阴肝。

化顽痰癖结，行食积停留。（增补）色青因以平肝，体重则能下气。

青礞石有毒，火煅，水飞。

痰见青礞即化为水。气虚血弱者大忌。

花蕊石 酸平之味，入厥阴肝。

止吐衄如神，消瘀血为水。（增补）愈金疮出血，下死胎胞衣。

花蕊石无毒，出陕西华代地，体坚色黄，煅研，水飞。

血见花蕊石即化为水，过用损血，慎之。

食盐 咸寒之味，入少阴肾。

擦齿而止痛，洗目而祛风。二便闭结，纳导随通；心腹烦疼，服吐即愈。治疝与辟邪有益，痰停与霍乱无妨。（增补）软坚而结核积聚以除，清火则肠胃结热可治。

食盐无毒。

润下作咸，咸之走肾。喘嗽、水胀、消渴大忌。食盐或引痰生，或凝血脉，或助水邪，多食损颜色、伤筋力。故西北人不耐咸，少病多寿；东南人嗜咸，少寿多病。

青盐功用相同，入肝，散风。

朴硝　辛、咸、酸，寒，入胃、大肠。

破血攻痰，消食解热。法制玄明粉，功缓力稍轻，明目清燥，推陈致新。（增补）除寒热邪气之侵，逐六腑积聚之癖。

朴硝无毒。

朴硝在下，最粗而浊；芒硝在上，其质稍清；玄明粉再经熟炼，尤为精粹。方士滥夸玄明粉却病永年，不经之说也。若施之于有虚无火之人及阴毒沉寒之证，杀人甚于刀剑矣。

蓬砂　味苦、辛，寒，入太阴肺。

退障除昏开翳肉，消痰止嗽且生津。癥瘕、噎膈俱瘥，魣家、骨鲠通宜。

蓬砂无毒，出西番者白如明矾，出南番者如桃胶。能制汞哑铜，虚劳非所宜也。

性能柔五金，则消克可知。但疗有余，难医不足，虚劳证非矣。

硫黄　味酸，大热，入于心、肾。

壮阳坚筋骨，阴气全消；杀虫燥寒湿，疮疴尽扫。老年风秘，君半夏而立通；泄痢虚寒，佐蜡矾而速止。艾汤投一切阴毒回春，温酒送三丸沉寒再造。

硫黄有毒，畏朴硝、细辛、铁、醋、诸血，番舶者良。取色黄如石者，以莱菔剜空，入硫合定，糠火煨熟，去其臭气，以紫背浮萍煮过消其火毒，以皂荚汤淘其黑浆。一法：绢袋盛，酒煮三日夜。一法：入猪大肠，烂煮三时。用须得当，兼须制炼得宜，一有不当，贻祸非轻。

秉纯阳之精，能补君火，可救颠危，乌须黑发，真可引年。然须老炼得宜，淫房断绝者能之。

白矾　味酸、涩，寒，入于肺、脾。

消痰止利，涤热祛风。收脱肛阴挺，理疥癣湿淫。（增补）疗阴蚀而愈恶疮，止目痛而坚骨齿。

白矾无毒，取洁白光莹者，生用解毒，煅用生肌。甘草为使，畏麻黄，恶牡蛎。

矾之用有四：吐风热痰涎，取其酸苦涌泄也；诸血脱肛阴挺疮疡，取其酸涩而收也；治风痰泄痛崩带，取其收而燥湿也；喉痹痈疽、蛇伤蛊毒，取其解毒也。多服伤骨损心肺。

土　部

伏龙肝　辛温之味，入肝与胃。

女人崩中带下，丈夫尿血遗精。（增补）催生下胎，脐疮丹毒。咳逆反胃治之效，燥湿消肿投之宜。

伏龙肝无毒，即灶心黄土。祛湿有专长。

墨　辛温之味，入于肝经。

止血以苦酒送下，消痈用猪胆调涂。（增补）磨浓点入目之飞丝，和酒治胞胎之不下。

墨无毒，松烟墨方可入药。世有以粟草灰伪为者，不可用。

墨者，北方之色；血者，南方之色。止血者，火见水而伏也。内有鹿角胶，非煅不可用。

百草霜 辛温之味，入肺、大肠。

清咽治痢，解热定血。（增补）疗阳毒发狂之症，愈口舌白秃诸疮。

百草霜无毒，即灶突上烟煤也。黑奴丸用以疗阳毒发狂，亦从治之义也。

人　部

发 苦温之味，入心、肝、胃。

祛瘀血，补真阴。父发与鸡子同煎，免婴儿惊悸；己发与川椒共煅，令本体乌头。吐血衄血取效，肠风崩带宜求。

发无毒，皂角水洗净，煅存性。

发者，血之余也，故于血证多功。入罐中盐泥固济，煅存性。

牙齿 咸热之味，入少阴肾。

痘疮倒靥，麝加少许酒调吞；痈乳难穿，酥拌贴之旋发溃。内托阴疽不起，外敷恶漏多脓。

牙齿有毒，火煅水飞。

齿者，骨之余。得阳刚之性，痘家劫剂也。若伏毒在心，昏冒不省，气虚白痒，热疿紫泡之症，宜补虚解毒，误用牙齿者不治。

乳 甘平之味，入心、肝、脾。

大补真阴，最清烦热。补虚痨，润噎膈，大方之玉液也；祛膜赤，止泪流，眼证之金浆耶！

乳无毒。

乳乃血化，生于脾胃，摄于冲任。未能孕则下为月水，即受孕留而养胎，产后则变赤为白，上为乳汁。此造化悬微之妙，却病延年之药也。

按：滑泄之人禁服乳。与食同进，即成积滞发渴。

津唾 甘平之味。

辟邪魔而消肿毒，明眼目而悦肌肤。

津唾无毒。

津乃精气所化，五更未语之唾，涂肿辄消，拭目去障，咽入丹田则固精而制火。修养家咽津，谓之清水灌灵根。人能终日不唾，收视返听，则精气常凝，容颜不槁。若频唾则损精神，成肺病。仙家以千口水成活字，咽津，诚不死之方欤！

红铅 性热而味咸，入心、肝与脾、肾。

坎宫一点，无端堕落尘寰；水里真金，有法收来接命。

红铅无毒。萧子真云：一等旁门性如淫，强阳复去采他阴；口含天癸称要药，似凭汝沮狂用心。此言金丹大道，惟虚极静笃，采先天神气而已，且不着于四大，安可求于渣质哉？若夫却病延年，未有过于红铅者也。"女子二七天癸至，任脉通，太冲脉盛，月事以时下，谓之天癸，乃天一所生之水"。古人用之疗金疮箭毒并女劳，复皆崇其养阴之力也。童女首经，尤为神品，女子自受，以及长成，莫积五千四百之期，即于是日经至，更为难得。回垂绝之阳，有夺命之权。若三日出庚之时，采药接命，即《楞严经》所载精仙是也，决非交媾，亦非口服，故成仙道。

按：服天癸而热者，惟童便、乳汁可以解之。

人溺 咸寒之味，入于肺、胃、膀胱（注：人溺，指童便也）。

清天行狂乱，解痨弱蒸烦。行血而不伤于峻，止血而无患其凝，吐衄产家称要药，损伤跌仆是仙方。

人溺无毒。

"饮入于胃，游溢精气；上输于脾，脾气散精；上归于肺，通调水道，下输膀胱"。服小便入胃，仍循旧路而出，故降火甚速。然须热饮，真炁尚存，其行更速。炼成秋石，真元之炁渐失，不逮童便多矣。

按：童便性寒，若阳虚无火、不消食、肠不实者，忌之。人中白，主治与溺相同，兼治口舌疮。

金汁 苦寒之味，入于胃经（注：金汁即粪清也）。

止阳毒发狂，清痘疮血热，解百毒有效，敷疔肿无虞。

金汁无毒，主治同人中黄。

按：伤寒非阳明实热、痘疮非紫黑干枯均禁。

人胞 味甘、咸，温，入于心、肾（注：人胞即紫河车）。

补心除惊悸，滋肾理虚痨。

人胞无毒。米泔洗净，童便浸、揉，色白为度，入铅瓶中封固，重汤煮三时，待冷方开。

崔氏云：胎衣宜藏吉方，若为虫兽所食，令儿多病。此亦铜山西崩、洛铲东应之理。蒸煮而食，不顾损人长厚时弗忍心也。

兽 部

龙骨 甘平之味，入心、肝、肾。

涩精而遗泄能收，固肠而崩淋可止；缩小便而止自汗，生肌肉而收脱肛。（增补）癥瘕除，坚积散。鬼疰精物与老魅而咸去，热气惊痫治小儿而允当。

龙骨无毒。忌鱼及铁器，畏石膏。火煅，水飞，酒煮曝。白地锦纹、舐之黏舌者良。酒浸一宿，水飞三度。

龙在东方之神，故其骨多主肝病。肾主骨，故又益肾也。许叔微云：肝藏魂，能变化。魂飞不定者，治之以龙齿。

按：龙骨收敛太过，非久病虚脱者，切勿妄投。

麝香　辛温之味，入于肝、肾。

开窍通经，穿筋透骨。治惊痫而理客忤，杀虫蛊而祛风痰。辟邪杀鬼，催生堕胎。蚀溃疮之脓，消瓜果之积。

麝香无毒，忌大蒜，微研。当门子尤妙，不可近鼻，防虫入脑。

走窜飞扬，内透骨髓，外散皮毛。东垣云：搜骨髓之风，风在肌肉者误用之，反引风入骨。丹溪云：五脏之风，忌用麝香，以泻卫气。故证属虚者，概勿施用。必不得已，亦宜少用。劳怯人及孕妇不宜佩带。

黄牛肉　甘温之味，入于脾经。

补脾开胃，益气调中。牛乳有润肠之美，牛喉有去噎之功。

黄牛肉无毒。乳微寒，味甘，润肠胃而解热毒，治噎膈而补虚劳。白水牛喉，治反胃吐食，肠结不通。髓，炼过用，补中填骨髓。筋，补肝强筋，益气力，续绝伤。

牛为稼穑之资，不轻屠杀。市中所货，非老病即自死也，食之损人。丹溪《倒仓论》曰：脾为仓廪。倒仓者，推陈致新也。停痰积血发为瘫痪、劳瘵、蛊胀、噎膈，非丸、散所能治。用肥嫩牡黄牛肉二十斤，长流水煮糜，滤滓取液，熬成琥珀色，每饮数大碗，寒月温而饮之。缓饮即下，急饮即吐，时缓时急，且吐且下，吐下后口渴，即服自己小便，亦能荡涤饮垢。睡两日乃食粥，调养半月，沉疴悉去。须五年忌牛肉。

牛黄　味苦、甘，平，入于心、肝。

清心主之烦，热狂邪鬼俱消；摄肝脏之魂，惊痫健忘同疗。利痰气而无滞，入筋骨以搜风。

牛黄无毒，轻虚气香者良。杀死角中得者，名肝胆黄。成块成粒，总不及生者。但磨指甲上，黄透指甲者为真。产陕西者最胜，广中者力薄。得菖蒲、牡丹良，人参为使，恶常山、地黄、龙胆、龙骨、蜚蠊，畏牛膝、干漆。

东垣云：牛黄入肝治筋，中风入脏者，用以入骨追风。若中腑、中经者误用之，反引风入骨，如油入面，莫之能出。

阿胶　咸平之味，入于肝、肺。

止血兮兼能祛瘀，疏风也又且补虚。西归金府，化痰止嗽除痈痿；东走肝垣，强筋养血理风淫。安胎始终并用，治痢新久皆宜。

阿胶无毒，用黑驴皮、阿井水煎成，以黑光带绿色、易炖化、清而不腻并不臭者良。蛤粉炒、蒲黄炒、酒化、水化、童便和用，得火良。山药为使，畏大黄。

阿井乃济水之眼，《内经》以济水为天地之肝，故入肝治血证、风证如神。乌驴皮合北方水色，以制热生风也。真者光明脆彻，历夏不柔，伪者反能滞痰，不可不辨。

按：胃弱作呕吐、脾虚食不消者忌之。

熊胆　苦寒之味。

杀虫治五痔，止痢除黄疸；去目障至效，涂痔瘘如神。

熊胆无毒，通明者佳。

肉补虚羸，掌御风寒，又益气力。

实热之证，用之咸宜；苟涉虚家，便当严戒。

象皮　咸温之味。

合金疮之要药，长肌肉之神丹。

象皮无毒，烧灰和油，敷下疳神效。

以钩刺插入皮中，顷刻疮收，故主用如上。

鹿茸　味甘、咸，温，入少阴肾。

健骨而生齿，强志而益气；去肢体酸疼，除腰脊软痛。虚劳圣剂，崩漏神仙。

鹿茸无毒，形如茄子，初生长二三寸，分歧为鞍色，如玛瑙、红玉者良。不可嗅之，恐虫入鼻颡。鹿峻，鹿相交之精也。设法取之，大补虚劳。

鹿筋　主劳损续绝。

鹿角　甘咸之味，入于肾督。

补肾生精髓，强骨壮腰膝。止崩中与吐血，除腹痛而安胎。

鹿角无毒，茸生两月即成角矣。

鹿肉　甘温之味。

补中强五脏，通脉益气力。

上焦有痰热、胃家有火、吐血属阴虚火盛者，俱忌。

鹿乃仙兽，秉纯阳之质，合生发之气，其性极淫，一牡常御百牝，肾气有余，足于精者也。故主用最多，专以壮阳补精髓为功。茸较佳于角，肉有益于脾。生角消肿毒、逐恶血，不及胶之用宏也。

鹿，山兽，属阳，夏至解角，阴生阳退之象也。麋，泽兽，属阴，冬至解角，阳生阴退之象也。主用相悬，不可不辨。

羊肉 甘温之味，入于脾、肾。

补中益气，安心止惊，宣通风气，起发毒疮。角堪明目杀虫，肝能清眼去翳。肾可助阳，胲除翻胃。

羊肉无毒，反半夏、菖蒲，忌醋。

东垣云：补可去弱，人参、羊肉是也。凡形气痿弱、虚赢不足者宜之。羊血主产后血晕闷绝，生饮一杯即活。

中砒硇、钟乳、矾石、丹砂之毒者，生饮即解。

按： 羊食毒草，凡疮家及痼疾者，食之即发，宜忌之。

胲 结成羊腹中者。

狗肉 咸温之味，入于脾、肾。

暖腰膝而壮阳道，厚肠胃而益气力。

狗肉无毒，反商陆，畏杏仁，恶蒜。

狗宝

专攻翻胃，善理疔瘟。

狗宝无毒，结成狗腹中者。

属土性温，故能暖脾，脾暖则肾亦旺矣。黄犬益脾，黑犬益肾，他色者不宜用也。内外两肾，俱助阳事。屎中粟米，起痘治噎。

按： 气壮多火、阳事易举者忌之。妊妇食之，令子无声。热病后食之杀人。道家以犬为地厌，忌食。

虎骨 辛温之味，入于肝、肾。

壮筋骨而痿软可起，搜毒风而挛痛堪除。

虎骨无毒，胫骨最良，酥炙。虎者，西方之兽，通于金气。风从虎，虎啸而风生，故骨可以入骨而搜风。虎膈主翻胃有功，虎爪辟邪杀鬼。肉酸平，益气力，止唾多，疗恶心欲呕，治疟辟。

犀角 苦、酸、咸，寒，入心、胃、肝。

解烦热而心宁，惊悸狂邪都扫；散风毒而肝清，目昏痰壅偕消。吐血崩淋，投之辄止；痈疽发背，用以消除。解毒高于甘草，祛邪过于牛黄。（增补）迷惑与魇寐不侵，蛊疰共鬼邪却退。

犀角无毒，升麻为使，恶乌头、乌啄，忌盐。乌而光润者良，尖角尤胜。入汤剂，磨汁用。犀角虽有撤上撤下之功，不过散邪清热、凉血解毒而已。

按：大寒之性，非大热者不敢轻服。妊妇多服能消胎气。

羚羊角 味咸，寒，入肝经。

直达东方，理热毒而昏冒无虞；专趋血海，散瘀结而真阴有赖。清心明目，辟邪定惊。湿风痢血宜加用，瘰疬痈疽不可无。

羚羊角无毒，出西地，似羊而大，角有节，最坚劲。明高而坚、不黑者良。多两角者，或一角更胜。剉研极细或磨用。

肝虚而热者宜之。外有二十四节，挂痕内有天生木胎。此角有神，力抵千牛。入药不可单用，须不拆原对，锉细，避风捣节，更研万匝如飞尘，免刮人肠。

按：独入厥阴，能伐生生之气。

獭肝 甘温之味，入于肝、胃。

鬼疰传尸惨灭门，水吞殊效；疫毒蛊灾常遍户，末服奇灵。

獭肝有毒。葛洪云：尸疰鬼疰，使人寒热，沉沉默默，不知病之所苦，而无处不恶，积月累年，淹滞至死，死后传人，乃至灭门。惟用獭肝阴干为末，水服二钱，每日三服，以瘥为度。其爪亦搜逐痨虫。其肉甘、咸，寒，治骨痨热、血脉不行、营卫虚满及女子经络不通、血热、大小肠秘，疗热气温病及牛马时行病。多食消男子阴气。

膃肭脐 味咸，热，入于肾经。

阴痿精寒，瞬息起经年之恙；鬼交尸疰，纤微消沉顿之疴。

膃肭脐无毒。用酒浸一日，纸裹炙香，锉捣。或于银器中，以酒煎熟合药。一名海狗肾，两重薄皮裹丸，核皮上有肉，黄毛三茎共一穴，湿润常如新。置睡犬旁，惊狂跳跃者，真也。固精壮阳是其本功，鬼交尸疰，盖阳虚而阴邪侵之，阳旺则阴邪自辟耳。

按：阳事易举、骨蒸劳嗽之人忌用。

猪脊髓 甘平之味，入于肝、肾。

补虚劳之脊痛，益骨髓以除蒸。心血共朱砂，补心而治惊痫；猪肺同薏苡，保肺而蠲咳嗽。脂本益脾，可止泻而亦可化癥；肾仍归邻，能引导而不能补益。

猪脊髓无毒。猪，水畜也。在时属亥，在卦属坎，其肉性寒，能生湿痰，易招风热。反乌梅、桔梗、黄连。四蹄治杖疮，下乳汁，洗溃疡。胆主伤寒燥热，头肉生风发痰，胰润肠去垢，脑损男子阳道，血能败血，肝大损人，肠动冷气，舌能损心。

按：猪性阴寒，阳事弱者勿食。

禽　部

鸭 味甘、咸，平，入于肺、肾。

流行水府，滋阴气以除蒸；闯达金宫，化虚痰而止嗽。

鸭无毒，类有数种，惟白毛而乌嘴凤头者，为虚痨圣药。白属西金，黑归北水，故葛可久治痨有白凤膏也。

鸭凫，即野鸭也。味甘，气温，益气补中，平胃消食，治水肿与热毒，疗疮疖而杀虫。

乌骨鸡　味甘、咸，平，入于肺、肾。

最辟邪而安五脏，善通小便理烦蒸。产中亟取，崩带多求。（增补）益肝肾而治虚痨，愈消渴而疗噤痢。

乌骨鸡无毒，骨与肉俱黑者良。舌黑者，骨肉俱黑。男用雌，女用雄。鸡为阳禽，属木应风，在卦为巽，在色有丹、白、黄、乌之异，总之不如白毛乌骨、翠耳金胸为最上乘也。

鸡冠血，发痘疮，通乳痈，涂口㖞。

肝可起阴，治小儿疳积目昏。

鸡屎白（惟雄鸡屎有白）利小便，治鼓胀。

鸡子清烦热，止咳逆。

卵壳主伤寒痨复，研敷下疳。

卵中白主久咳气结。

肫内黄皮，名鸡内金，祛烦热，通大小便。

淘鹅油　味咸，温（一名鹈鹕油）。

理肝痛痈疽，可穿筋透骨。

淘鹅油无毒，取其脂熬化，就以其嗉盛之，则不渗漏，虽金银器玉之物，盛之无不透漏者，可见入骨收髓之功。但资外敷，不入汤、丸。

雀卵　味酸，温，入肾经。

强阴茎而壮热，补精髓而多男。（增补）愈妇人之带下，兼腹内之疝瘕。

雀卵无毒。雀属阳而性淫，故强壮阳事。下元有真阳，谓之少火，天非此火不能生物，人非此火不能有生。火衰则阳痿精寒，火足则精旺阳强。雀卵之于人亦火矣。雄雀屎名白丁香，一头尖者是雄，两头圆者是雌。疗目决痈疖，理带下疝瘕。

按：阴虚火盛者勿食；不可同李食；孕妇食之，生子多淫；服术人亦忌之。

五灵脂 甘温之味，入于肺经（一名寒号虫）。

止血气之痛，无异手拈；行冷滞之瘀，真同仙授。

五灵脂无毒，乃寒号虫之粪也。气味俱厚，独入厥阴。主血，生用行血，熟用止血。痛证若因血滞者，下咽如神。

按：性膻恶，脾胃虚弱者，不能胜也。

虫鱼部

蜂蜜 味甘，平，入于脾经。

和百药而解诸毒，安五脏而补诸虚，润大肠而悦颜色，调脾胃而除心烦。同姜汁行初成之痢，同薤白涂汤火之疮。

蜂蜜无毒，忌生葱。凡蜜一斤，入水四两，瓷器中炼，去沫，滴水不散为度。

采百花之英，含雨露之气酿成，其气清和，其味甘美，虚实寒热之证，无不相宜也。

按：大肠虚滑者，虽熟蜜亦在禁例。酸者食之，令人心烦；同葱食之害人；同莴苣食之，令人利下。食蜜后，不可食鲜，令人暴亡。

蜡性涩，止久痢，止血，生肌定痛。火热暴痢者忌之。

露蜂房 甘温之味。

拔疔疮附骨之根，止风虫牙齿之痛；起阴痿而止遗尿，洗乳痈而涂瘰疬。

露蜂房有毒。

蜂房乃黄蜂之窝。蜂大房大，且露天树上者为胜。

按：其用以毒攻毒，若痈疽溃后忌之。

牡蛎 咸寒之味，入肾经。

消胸中之烦满，化痰凝之瘰疬；固精涩二便，止汗免崩淋。（增补）治虚劳烦热，愈妇人带下。伤寒而寒热宜求，温疟与惊恚莫缺。

牡蛎无毒，海气化成，潜伏不动。盐水煮一时，煅粉，亦有生用者。贝母为使，恶麻黄、辛夷、吴茱萸。火煅，童便淬之。得蛇床子、远志、牛膝、甘草良。

按：寒者禁遇，虚热者宜之。

龟甲 味咸，寒，入于心、肾。

补肾退骨蒸，养心增智慧。固大肠而止泄痢，治崩漏而截痎疟。小儿卤门不合，臁疮朽臭难闻。（增补）治软弱之四肢，愈赤白之带下。

龟甲有毒，大者力胜。酥炙或酒炙、醋炙，煅灰用。洗净捶碎，水浸三日，用桑枝熬胶，补阴之力更胜矣。恶沙参。

龟禀北方之气，故有补阴之功。若入丸、散，须研极细，恐着人肠胃，变为瘕也。煎成胶良。龟、鹿皆永年，龟首藏向腹，能通任脉，取下中以补肾补血，皆阴也；鹿鼻反向尾，能通肾脉，取上角以补火补气，皆阳也。

按：肾虚而无热者勿用。

鳖甲 味咸，寒，入于肝经。

解骨间蒸热，消心腹癥瘕。妇人漏下五色，小儿胁下坚疼。肉冷而难消，脾虚者大忌。（增补）痞疾息肉何虞，阴蚀痔核宜用。

鳖甲无毒。恶矾石，忌苋菜、鸡子。鳖色青，主治皆肝证；龟色黑，主治皆肾证，同归补阴，实有分别。龟甲以自败者为佳，鳖甲以不经汤煮为佳。肝无热者忌之。

酥炙治痨，童便炙亦可。

鳖肉凉血补阴，亦治疟痢。

真珠 咸寒之味，入于肝经。

安魂定悸，止渴除蒸；收口生肌，点睛退翳。（增补）能坠痰而拔毒，治惊热与痘疔。

真珠无毒。绢包，入豆腐中，煮一炷香，研极细。另有取新洁未经钻缀者，乳浸三日，研如粉面，否伤人脏腑。

禀太阴之精气而结，故中秋无月，则蚌无胎，宜其主用多入阴经。

按： 病不由火热者忌之。

桑螵蛸 味咸，平，入肾经。

起阳事而痿弱何忧，益精气而多男可冀。（增补）主伤中而五淋亦治，散癥瘕而血闭兼通。

桑螵蛸无毒，即螳螂之子，必以桑树上者为佳也。一生九十九子，用一枚即伤百命。仁人君子闻之且当惨然，况忍食乎？

畏旋覆花，蒸透再焙。

海螵蛸 味咸，温，入肝经。

止吐衄肠风，涩久虚泻痢。外科燥脓收水，眼科去翳清烦。

海螵蛸无毒，恶白及、白蔹、附子。炙黄。

味咸入血，性能收涩，故有软坚止滑之功。

出东海，一名墨鱼。

肉酸、平，益气强志，益人，通月经。

瓦楞子 味咸，平。

消老痰至效，破血癖殊灵。

瓦楞子无毒，火煅、醋淬、研。咸走血而软坚，故主治如上。瓦楞即蚶壳。

肉炙食益人，过多即壅气。

石决明 味咸，平，入肝、肾二经。

内服而障翳潜消，外点而赤膜尽散。（增补）五淋通而疡疽愈，骨蒸解而劳热清。

石决明无毒。如小蚌而扁，惟一片无对，七孔、九孔者良，十孔者不佳。盐水煮一服时，或面里煨熟，研粉极细，水飞。恶旋覆。

按： 久服令人寒中。肉与壳同功。

蟹 味咸，寒。

和经脉而散恶血，清热结而续筋骨。合小儿之囟，解漆毒之疮。

蟹有小毒，独螯独目。两目相向，六足四足，腹下有毛，腹中有骨，背有星点足斑目赤者，皆不可食。惟冬瓜汁、紫苏汁可以解之。

爪能堕胎。性寒能发风，能薄药力，风疾不可食。孕妇食之，令儿横生。

蕲州白花蛇 味咸，温。

主手足瘫痪及肢节软疼，疗口眼㖞斜及筋脉挛急。厉风与破伤同宝，急惊与慢惊共珍。

蕲州白花蛇有毒，去头、尾，酒浸三日，去尽皮、骨，俱有大毒，得火良。透骨搜风，截惊定搐，为风家要药。内连脏腑，外散皮肤，无处不到，服者大忌见风。产蕲州者最佳，然不可多得。龙头虎口，黑质白花，胁有廿四方胜纹，腹有念珠斑，口有四长牙，尾有爪甲，长一二分，肠如连珠，眼光如生。产他处者，或两目俱闭，或一开一闭也。

按：花蛇性走窜有毒，惟真有风者宜。若类中风属虚者，大忌。乌梢蛇大略相同，但无毒而力浅，色黑如漆、尾细有剑脊者是也。

穿山甲　味咸，寒，入肝与肾。

搜风逐痰，破血开气。疗蚁瘘绝灵，截疟疾至妙。治肿毒，未成即消，已成即溃；理痛痹，在上则升，在下则降。

穿山甲有毒，如鼠而小，似鲤有足，尾脚力更胜。或生或烧酥，醋炙，童便炙，油煎，土炒。

穴山而居，寓水而食，能走窜经络，无处不到，达病所成功。患病在某处，即用某处之甲，此要诀也。性猛不可过服。古名鲮鲤甲。

白僵蚕　味咸、辛，温，无毒，入肺、脾两经。

治中风失音，去皮肤风痒。化风痰，消瘰疬，拔疔毒，灭瘢痕，男子阴痒，女子崩淋。(增补)愈小儿之惊痫夜啼，去人身之三虫黑黚。

白僵蚕无毒，恶桑螵蛸、桔梗、茯苓、萆薢。米泔浸一日，待涎浮水上，焙去丝及黑口。及蚕之病风者，用以治风，殆取其气相感欤！

蚕蛹炒食，治风及劳瘦。为末饮服，治小儿疳瘦，长肌肉，除蛔虫。

蚕茧甘温，能泻膀胱相火。痈疽无头者，烧灰，酒服。

雄蚕蛾　味咸，温。

止血收遗泄，强阳益精气。

雄蚕蛾有小毒。炒，去足、翅。

健于媾精，敏于生育，断嗣者宜之。

斑蝥　辛寒之味，入肺、脾二经。

破血结而堕胎儿，散痈癖而利水道；拔疔疽之恶根，下猘犬之恶物；中蛊之毒宜求，轻粉之毒亦化。

斑蝥有毒，畏巴豆、丹参、甘草、豆花。惟黄连、黑豆、葱、茶能解其毒。

直走精溺之处，蚀下败物，痛不可当，不宜多用，痛时以木通导之。

蟾酥　辛温之味，入于脾、肾。

发背疔疽，五疳羸弱；立止牙疼，善扶阳事。

蟾酥有毒，即蟾蜍眉间白汁能烂人肌肉。惟疔毒服二三厘，取其以毒攻毒。

入外科方有夺命之功，然轻用能烂人肌肉。

蛤蟆　辛温之味。

发时疮之毒，理疳积之疴；消猘犬之毒，枯肠痔之根。

蛤蟆有毒，酒浸一宿，去皮、肠、爪，炙轧。

属土之精，应月魄而性灵异，过用发湿助火。

惟五月五日取之，可治恶疮。

水蛭　味咸、苦，平，入于肝经。

恶血积聚，闭结坚牢，炒末调吞多效；赤白丹肿，痈毒初生，竹筒含咂有功。

咸走血，苦胜血，为攻血要药。误吞生者，入腹生子，咂血，肠痛瘦黄。以田泥调水饮数杯则下也。或以牛羊热血一二杯，同猪脂饮之，亦下。

染须药中能引药力到上至根。

虻虫 苦寒之味，入于肝经。

攻血遍行经络，堕胎只在须臾。（增补）祛寒热与癥瘕，通血脉及九窍。

虻虫有毒，去足、翅，炒。恶麻黄。

青色入肝，专啖牛马之血。仲景用以逐水，因其性而取用之也。非气壮之人实有蓄血者，水蛭、虻虫不敢轻与。

䗪虫 咸寒之味。

去血积，搜剔极周；主折伤，补接至妙。煎吞而木舌旋消，水服而乳浆立至。

䗪虫有毒，畏皂荚、菖蒲。屋游，即地鳖虫也。仲景大黄䗪虫丸，以其有攻坚下血之功，虚人斟酌用之。

蝼蛄 咸寒之味。

通便而二阴皆利，逐水而十种俱平。贴痒燥颇效，化骨鲠殊灵。（增补）去肉刺而全产难，亦解毒以愈恶疮。

蝼蛄无毒，去足、翅，炒。自腰以前甚涩，能止二便；自腰以后甚利，能通二便。治水甚效，但其性猛，虚人戒之。

蝉壳 咸寒之味，入于肺、脾、肝。

快痘疹之毒，宣皮肤之风。小儿惊痫夜啼，目疾昏花障翳。

蝉壳无毒，经沸汤洗净，去足、翅，晒干，大而色黑入药。

感木土之气，吸风饮露，其气清虚，故主疗皆风热高羔。又治音气不响及婴儿夜啼，取其昼鸣夜息之义。

按：痘疹虚寒证禁用。

蝎 辛平之味，入于肝经。

善逐肝气，深透筋骨，中风恒收，惊痫亦简。

蝎有毒。

诸风掉眩，皆属肝木。蝎属木，色青，独入厥阴，风家要药。全用谓之全蝎，但用尾谓之蝎梢，其力尤紧。

按：似中风、小儿慢脾风病属虚者忌。

药性赋

党参固正气而理虚，洋参补虚劳而清热。

沙参补肺养阴，丹参清心补血。

玉竹润燥而祛虚风，白前下气而治痰咳。

天花粉泻热生津，夏枯草清肝散结。

鸡苏清热而治头风，白及补血而止吐血。

海藻软坚而散瘰疬，浮萍发汗而除风湿。

豨莶草治风湿痹痛，钩藤钩除肝风搐搦。

益母草祛瘀调经，功同茺蔚子；泽兰叶散郁强脾，用类佩兰草。

白薇治血热烦呕，茜草行血滞咽痹。

凌霄破血祛瘀，紫草凉血活血。

蒁茹治血枯癥瘕，菴藺能行水散血。

芦根降火益胃以止呕，苎根安胎补阴而祛热。

蔷薇根漱牙痛口疮，芭蕉根治热狂烦渴。

龙胆草除湿热而益肝胆，胡黄连治惊疳而退蒸热。

苦参燥湿能治疮疡，青黛泻肝兼解热毒。

大青解时病发斑，板蓝根之用同；甘遂行水气肿满，紫大戟之效捷。

藜芦吐风痫之痰涎，芫花疗五水之饮癖。

通草、灯心清上焦热，能利小肠；桂枝、官桂和营卫气，温通经脉。

萹蓄治黄疸热淋，青蒿退骨蒸劳热。

天仙藤治妊娠水肿，疏风活血之功；海金沙治五淋茎痛，除湿泻热之力。

草乌头治痹风顽痰，草豆蔻治寒疟秽疫。

蛇床子补肾命而除风湿，蒲公英消乳痈而解热毒。

紫地丁泻热，治斑疹疔疮；金银花解毒，治疮疡外发。

忍冬藤治疮毒，能清痘疹之热；怀牛膝治牙疼，又通咽喉之痹。

锁阳强筋有润燥之功，鹤虱杀虫止腹痛之剂。

山柰辟恶温中，漏芦解毒入胃。

山慈菇散结消肿，蓖麻子拔毒祛滞。

白头翁泻热止血痢，冬葵子利窍通营卫。

王不留行通血脉下乳催生，冬虫夏草发痘疮去除劳瘵。

土瓜根利水行血，治热病发斑；白鲜皮消风祛湿，疗闭结不利。

萆薢祛风湿而治浊淋，白蔹泻热毒而散结气。

青葙子、决明子祛风热明目，木鳖子、急性子拔痈毒通经。

马勃清肺而止咽痛，蓼实温中而下水气。

土茯苓解毒祛湿热，兼治痰疮；预知子泻热补劳伤，又杀虫蛊。

马鞭草经脉能通，枸杞子肝肾能补。

女贞子强肾阴而定肝风，柏子仁养心气而悦脾土。

茯神木治筋骨拘挛，油松节治风湿痛苦。

松香生肌敛湿疮之痛，槐角凉血通大肠之腑。

楮实助阳而壮筋骨，槐花凉血而止崩吐。

秦皮性涩，平肝而止下痢，兼疗目疾；榆皮性滑，利窍而下有形，又医妒乳。

蔓荆子清上焦，宜凉血祛风；辛夷花通九窍，治鼻渊鼻塞。

海桐皮祛风热而行经络，密蒙花润肝燥因能明目。

蕤仁治目疾而补肝虚，芙蓉治肺痈而消肿毒。

杉木治肺气肿满兼疗胀痛，茶叶清头目烦热又和阴阳。

苦丁茶治上炎邪热，川楝皮涂作痒癣疮。

肥皂角敷无名肿毒，山茶花治吐衄血伤。

败棕灰能泄热，止血止痢；乌桕木解砒毒，利水通肠。

苏木祛瘀，治产后血晕；降香降气，和血滞打伤。

痘疹不起，用西河柳；通窍辟恶，用苏合香。

冰片能通窍散郁，荆沥治痰热癫狂。

芦荟消热杀虫，治疳痫最速；芜荑杀虫燥湿，疗积痛尤良。

胡桐泪涂齿䘌结核，大枫子治疥癞癣疮。

祛风明目清少阳，有霜桑叶；降火除痰定惊痫，有天竺黄。

樟脑燥湿杀虫治外感，雷丸杀虫消积治内伤。

桑椹补肾水，生津明目；柿干清心肺，除热涩肠。

柿蒂降气，呃逆可止；桑枝祛风，筋骨能强。

青果清咽治鱼骨鲠，雪梨润肺利大小肠。

胡桃涩精固肾，荷叶通气升阳。

龙眼养心脾而保血，榴皮止泄痢与脱肛。

润肺杀虫有榾实，清热养胃有蔗浆。

莲蕊须涩精最妙，荔枝核治疝为良。

白果敛哮喘，带浊可止；枳椇解酒毒，烦渴能忘。

西瓜翠衣清暑祛热，大豆黄卷消满通中。

大蒜能通窍辟恶，黑姜去陈寒固冷。

白芥子开肺气而豁痰，马齿苋散热毒而消肿。

丝瓜瓤清肺热哮喘之痰，西瓜子滑大肠通乳之引。

金银镇肝制水为良，铅铁坠痰定惊最捷。

芒硝元明粉，均能润下软坚；太阴元精石，大都救阴泻热。

浮石降火化痰，硼砂软坚散结。

磁石补纳肾气，耳目能通；礞石能入肝脏，顽痰可去。

代赭石内镇肝逆之不平，炉甘石外治疮疡之烂湿。

雄黄辟暑湿恶邪，矾石吐风痰痧毒。

胆矾、皂矾，制肝木风痰喉痹；青盐、食盐，引肾经燥润滑痰。

急流水宜二便风痹之剂，逆流水宜宣吐风痰之药。

甘澜水宜伤寒劳伤，阴阳水治霍乱吐痢。

腊雪水清热痰，秋露水治暑痹。

地浆解毒而治水，井泉补阴而止渴。

孩儿茶收湿定痛治诸疮，百草霜补火定血治诸积。

陈墨汁治崩衄、下胞胎；伏龙肝止呕吐、消溺血。

鸡冠血治恶忤并发痘浆，鸡肫皮消水谷且除烦热。

乌骨鸡治干血虚劳，白毛鸭为滋阴圣药。

猪尾血治痘疮倒靥，猪胆汁能润燥通肠。

猪脬能转脬之引，猪蹄为通乳之汤。

羊肉补形益气血，牛肉补脾行倒仓。

补虚润燥有牛乳，清心解热有牛黄。

黄明胶补阴能养血，望月砂明目治痘疮。

獭肝治传尸鬼疰，猬皮治肠风痔疡。

夜明砂治目盲障翳，猯鼠粪治阴易复伤。

熊胆平肝明目，鳝血活血祛风。

鲤鱼胆点喉痹，青鱼胆治目疮。

蛇蜕祛风辟恶，蚬肉下乳壮阳。

山甲通经络而散痈肿，蟹黄续筋骨而涂漆疮。

瓦楞子平胃柔肝消血积，蛤蜊粉清热利湿治咳伤。

田螺利二便水肿，珍珠定心肝热惊。

蜂蜜和百药不宜中满，蜂房治咳伤解毒为能。

海螵蛸通经脉治血枯，五味子敛肺气收脱肛。

蝉蜕除风热，退翳发疹；僵蚕祛风热，散结行经。

白蜡生肌而止尿血，斑蝥攻毒以下有形。

蜈蚣祛风治惊痫与顽癣，干蟾制木治疳痞与阳明。

白蚯蚓泻大肠，亦治经脉之痛；五谷虫治疳积，又治大便之不行。

外清热毒有蚇蝓，内治痰厥有胆星。

蜣螂、蝼蛄，攻积通便；虻虫、水蛭，逐血行经。

千年健、寻骨风，祛湿追风足用；人中黄、人中白，泻热解毒为灵。

血余和诸血，补阴治劳复；秋石补肾水，清火退骨蒸。

人乳补虚而润，人牙发痘而温。

河车为固胎可用，难言补益；红铅为败阳之物，岂曰养阴。

散瘀降火，己溺不如童便；泻热解毒，金汁即是粪清。

车轴木利水湿，其痛作滞；盘龙草治癃闭，小便不行。

补阴固气有燕窝、线鳔，滋阴退热有淡菜、海参。

酸梅草内敛肝气之用，急性子外通经络之能。

绛砂通瘀，纬屑活血。

桑虫发痘浆，䗊虫疗折伤。

青布藉青黛以平肝，红布藉红花以活血。

死人枕治尸痨鬼疰，炊单布治熏蒸热毒。

柴灰渗溺死水湿，黄土治夏日中暍。

黄精填补，必须常服；郁金舒郁，顺气有功。

三七消瘀，治跌打吐血；砂仁理气，治饱胀腹膨。

罂粟壳能收涩胃，使君子能杀虫积。

糯米填中而补胃，粳米养胃而和中。

荸荠消铜钱积，亦治噎膈；柿干清肺热，亦治痢红。

浮小麦虚汗能止，大麦芽乳胀能通。

黑料豆肾气能补，荞麦面食积能攻。

秋秫叶、苡仁叶俱清暑病，脾胃可醒；紫豆藤、莱菔叶均治痧证，气血立通。

绿豆清热解毒，刀豆止呃温中。

洋米发痘疮虚证，红面治滞下多红。

甜瓜蒂涌吐痰涎，胡荽酒起发痘浆。

薤白利气消痰，茄根散结消肿。

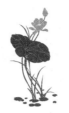

沐树德堂丸散集

自　序

　　盖天地之化，施于人者，以阴以阳；人之禀受于天者，有厚有薄。至若风、寒、暑、湿六淫感于外，喜、怒、忧、思七情动于中，饥饱之失宜，劳役之过当，元气亏耗，百病丛生，所以医药之功用大矣哉！粤^①自神农辨药性，轩岐著《灵》《素》，伊尹、巫咸作《汤液》，扁鹊作《难经》，而医药之法立焉。至东汉张仲景著《伤寒》《金匮》诸书，申明六经治病，采择祖方，化成百十三方、三百九十七法，而经方备焉。唐宋以后，厥有时方，如孙思邈之《千金方》、王焘之《外台秘要》，尤能集其大成。至金元间李、刘、朱、张之辈，更能本诸古法，以各臻其妙。明张介宾又有《新方八阵》，即我国初名医徐灵胎有兰台局之设，叶天士有炼丹房之名，均后世所宜取法者也。然汤者，荡也，过而不留，可治标病。惟制为丸药，则动中窍要，治病尤良，可以便行李之提携，可以备昕夕之调服，而救灾褓之猝过者也。仆悬壶海上，临证二十余年，所取古方、时方之必需者及仆之所经验各方，一并虔诚修合，亲临调度，如法精致，务合乎三方、四制、十剂之用。又深明其方之中矩，法之中规，刚柔有变，制约有道，君、臣有佐使之宜，铢、两分多寡之数。而选药也，又审乎各地生产之宜、四时采取之当、真假之辨、炮制之工，务必慎之又慎、精益求精，冀望投剂辄效，立起沉疴，此仆创设沐树德药号之本心也。今修合丸散，

---

①　粤：助词。古与"聿""越""曰"通用，用于句首以启下文。

药正方真，倘有假骗，罪我惟天。心存利物济人，非徒有名无实，此则仆之素志云尔。

光绪三十三年

沐树德堂主甘仁丁泽周谨序

序

当谓名将用兵，必精简练、整行列，然后可以应变而无穷，医之用药也亦然；良相治国必革时弊、培本原，然后可以久安而长治，药之治病也亦然。盖天地之间，惟人为贵，而阴阳相桀，厥疾斯生。故圣人有作聿传《灵》《素》之篇，小道可观，远胜农圃之学。《肘后》之方书既出，壶中之价值，奚论延及今，兹固已人表俞跗之名、市遍韩康之肆矣。然而葛仙丹灶须资久炼之功，羽士青囊当预不虞之备。假使鼎未开夫九转，而危亡破在一时，则东海仙山未许轻舟飞渡，西江远水难应涸辙哀求，坐以待亡。嗟！何可及吾孟河丁甘仁先生，悬壶海上二十余年，得扁鹊之真传，行岐黄之妙术，着手成春，不啻万家生佛，立言不朽，无愧一代传人！而尤心存济世，手检成方，翻阅古书，更加考正之功，出传秘制，以示大公之意。配味于君、臣、佐、使，选材于川、广、浙、闽。凡夫铢、两、毫、厘之称衡，参、桂、术、苓之炮制，莫不审之又审、精益求精，盖深恐鱼目混真，非专为蝇头觅利也！余于医学有志未逮，兹见先生将各种药目汇集成书，载治病之原由，分为注脚；着奏功之神速，朗若列眉。行旅即便于取携，仓猝无难于购办。余喜其究病之精，无微不至；制方之备，有美必收，因缀数言以志卷首。

光绪三十三年岁次丁未

同乡郑兆兰序

凡 例

一、本堂以古方必遵古法监制，即选用时方，亦必经屡试屡验、万妥万当，方敢出而问世。

二、本堂丸、散、膏、丹，必采办各省道地药材，取其精华，弃其糟粕。举凡有益于世、利于人者，无不梯山航海，广为搜罗，断不敢妄用伪劣之品，以致误人而自误。

三、本堂各种丸、散、膏、丹，悉遵前贤医理立说，以表明各药主治。请照仿单，对证施治，无不效应如神。

四、本堂所选成方，期于稳妥，若外治诸膏药，尤为尽善尽美，对证取药，无不药到病除。

五、本堂考证虽详，然丸目甚繁，方剂引申，不无疏漏，尚望高明施教。

六、本堂汇集是书，广为传布，阅者可常置案头，随时体验，则对证取服，自矜奏效之神；或先时购藏，亦有卫生之益。不敢私秘禁方，惟冀同登寿域。略举例言，惟希共鉴。

补益心肾门

十全大补丸　开水送下三四钱。

治虚劳内伤，潮热咳嗽，梦遗滑精，形枯神疲，腰酸节痛。为大补气血之品。

百补全鹿丸　盐汤送下三四钱。

治五劳七伤。能健筋骨，充精髓，泽肌肤，益聪明，美颜色。为寿世寿人之品。

参桂百补丸　开水送服三钱。

治脾虚胃弱，腰酸膝软，骨痛。添精填髓，益阴健阳。为气血交补之品。

补中益气丸　开水送服三四钱。

治阳虚自汗，气虚下陷，中脘不舒，饮食不贪，身热心烦。为益气调中之品。

天王补心丸　灯心汤送下三钱。

治心血亏损，神志不宁，夜烦不寐，健忘怔忡，惊悸自汗。为定志安神之品。

金匮肾气丸　盐汤送下三四钱。

治喘急痰盛，面浮目肿，肚腹胀大，小便短涩，渐成鼓胀。为行水培土之品。

济生肾气丸　米汤送下三钱。

治元阳不足，脾土虚寒，腰重足肿，胀满喘急，小便不通。为分利水道之品。

扁鹊玉壶丸　开水送服钱半。

治命门火衰，阳气暴绝，阴寒恶疾，寒水鼓胀。立见回春，为挽回元阳之品。

景岳左归丸　开水送下三钱。

治寒热往来，自汗盗汗，精遗髓涸，真阴不足，耳聋口燥。为滋补水脏之品。

景岳右归丸　盐汤送下三钱。

治元阳不充，真火就衰，反胃噎膈，脐腹作痛，便溏泄泻。为暖补命门之品。

六味地黄丸　盐汤送下三四钱。

治精血亏耗，喘促咳嗽，失音失血，水泛为痰，头晕目眩。为壮水制火之品。

参麦六味丸　盐汤送下三四钱。

治金水不足，津液枯干，口渴舌燥，咳嗽遗精，咽喉作痛。为益水清金之品。

磁石地黄丸　盐汤送下三四钱。

治肝肾不足，精血两亏，水竭火炎，致生内热，口舌糜烂。为平肝益肾之品。

附桂八味丸　盐汤送下三四钱。

治命门火衰，脐腹寒痛，咳嗽痰迷，下元不固，精泄便浊。为益火消阴之品。

知柏八味丸　盐汤送下三四钱。

治阴虚火动，齿燥舌绛，骨痿髓枯，发热面赤，劳热骨蒸。为壮水制火之品。

肉桂七味丸　盐汤送下三钱。

治虚阳上升，面赤如炽，足冷如冰，形容枯槁，酿成怯症。为引火归元之品。

七味都气丸　开水送下三四钱。

治虚火凌金，咳嗽不止，津液枯涸，喘不得卧，咽痛喑哑。为摄气潜阳之品。

附子都气丸　开水送下三四钱。

治阳虚阴盛，恶寒畏冷，咳嗽痰多，小便频数，大便溏滑。为制阴回阳之品。

松石猪肚丸　开水送下三钱。

治湿热下注，二便赤数，反胃噎膈，脐腹作痛，便溏泄泻。为清热利湿之品。

济生归脾丸　开水送下三四钱。

治思虑过度，劳伤心脾，怔忡健忘，惊悸盗汗，食少不眠。为调养心脾之品。

济生黑归脾丸　开水送下三四钱。

治脾虚不能摄血，以致血散妄行，肠红崩漏，妇人带下。为健脾摄血之品。

八仙长寿丹　盐汤送下三四钱。

治肺肾并亏，咳嗽吐血，遗精耳鸣，潮热盗汗，形体消瘦。为金水双补之品。

河车大造丸　盐汤送下三四钱。

治金水两衰，精血不足，咳嗽发热，神昏体倦，诸虚百损。为壮水滋阴之品。

斑龙二至百补丸　盐汤送下三四钱。

治真阴亏损，元阳虚弱，精滑便数，腰膝无力，耳目不明。为保元扶阳之品。

归芍六君丸　滚汤送下三钱。

治气虚痰涩，脾虚腹胀，气滞血凝，饮食无味，身倦力乏。为行气调血之品。

五子衍宗丸　盐汤送下三钱。

治元气受伤，肾虚气弱，阳痿不兴，兴而不固，嗣续艰难。为反本还元之品。

毓麟丸　盐汤送下三四钱，或陈酒送。

治男子阳气衰弱，女人阴血不足。填精补髓，易于生育，为妙合阴阳之品。

金锁固精丸　盐汤送下三四钱。

治精不潜藏，始而遗泄，继而滑脱，虚烦盗汗，腰酸神倦。为涩精强阴之品。

威喜丸　开水送下三钱。

治气虚挟湿，精关不固，男子梦遗，女人淋带遗泄。为补中渗利之品。

聚精丸　盐汤送下三钱。

治房劳太过，肾水告竭，精不守舍，遗泄频频。填精充髓，为收涩补益之品。

八珍丸　盐汤送下三四钱。

治心肺虚损，气血两亏，腰膝酸软，胸脘不舒，饮食无味。为气血交补之品。

耳聋左慈丸　盐汤送下三钱。

治肾阴不充，阴虚阳潜，清窍蒙蔽，司听不聪，口干舌燥。为补阴摄阳之品。

益阴小安肾丸　盐汤送下三钱。

治男子寒湿疝气，睾丸肿胀；女人胞门受寒，小腹疼痛。为充肾固元之品。

大补阴丸　盐汤送下三钱。

治阴虚火炎，肺痿，劳热骨蒸，盗汗咳血，耳聋。效如桴鼓，为壮水制阳之品。

青娥丸　开水送下三钱。

治肾阴亏损，腰膝作痛，脊膂酸楚。长精益神，壮筋健骨。为大补元阴之品。

孔圣枕中丹　龙眼汤送下三钱。

治心血不足，读书善忘。服此则心神宁、聪明开、记忆强，为助人心灵之品。

三才丸　盐汤送下三钱。

治气血不和，火炎阴虚，木强土弱，金水两亏，致成虚怯。为调气养血之品。

三才封髓丹 盐汤送下三钱。

治脾肺肾三经，故名三才。盖补土则生金，补金则生水。为生生不息之品。

滋肾丸 开水送下三钱。

治肾水大亏，不能制火，飞龙上亢，气逆喘急，口渴便秘。为导龙归海之品。

朱砂安神丸 灯心汤送下三钱。

治思虑太过，心血不充，神失其舍，无所归依，恍惚恐惧。为益血宁心之品。

琥珀多寐丸 灯心汤送下三钱。

治操劳太过，耗其心血，神不守舍，寤寐难安，通宵烦躁。为黑甜梦稳之品。

水陆二仙丹 盐汤送下三钱。

治肾水不足，木火时动，男子遗精白浊，女人诸淋淫带。为益水泻火之品。

医门黑锡丹 开水送下一钱。

治真元亏损，虚阴上越，上盛下虚，喘急气促，头晕目眩。为镇上实下之品。

局方黑锡丸 参汤吞服一钱。

治阴阳不和，升降失度，上盛下虚，气逆厥冷，不省人事。为阳虚欲脱之品。

八珍糕 开水酌意送服。

治疳膨食滞，面黄肌瘦。能健脾胃，和中利湿，固本培元。为醒脾开胃之品。

荆公妙香散　温酒送服两钱。

治水火未济，心肾不交，忧思气郁，神无所依。为惊悸、健忘、怪梦、遗精之品。

脾胃泄泻门附饮食气滞

乌梅安胃丸　开水送下九钱。

治胃寒气逆，蠕动呕吐，饮食不进，肝木犯胃，久痢腹痛。为平肝和胃之品。

参苓白术散　米汤送下三钱。

治脾虚胃弱，中道阻塞，关隘不通，饮食不进，呕吐泄泻。为补脾强胃之品。

香砂六君丸　滚汤送下三钱。

治中气虚寒，食入不化，胀满痞闷，呕吐腹痛，肠鸣泄泻。为健脾暖胃之品。

异功散　开水送下三钱。

治脾胃交困。最能补元助脾，理气渗湿，宽胸散逆，和中。为调理脾胃之品。

理中丸　开水送下三钱。

治阴寒腹痛，自利不渴，霍乱呕吐，饮食不化，中虚生痰。为扶土理中之品。

附子理中丸　开水送下三钱。

治下焦阳虚，火不生土，身痛腹痛，食少便溏，蜷卧沉重。为补火温中之品。

东垣和中丸　开水送下三钱。

治脾胃不和，气阻食积，湿滞痰停，呃逆脘痛，赤白下痢。为调和脾胃之品。

资生丸　开水送下三钱。

治中气不足，清阳下陷，便溏虚胀，疟久不愈，纳少痰多。为健脾和胃之品。

神效虎肚丸　姜汤送下，壮岁服五分，幼服三分。

治木乘土位，反胃吐食，噎膈时形，腹胀泛痰，肠澼泄泻。为扶土抑木之品。

济生二神丸　开水送下二钱。

治脾胃虚寒，清浊不分，小便频数，大便溏泄，饮食不进。为暖肾温脾之品。

三物备急丸　开水送下，每服九钱。孕妇忌服。

治冷热不调，食滞肠胃，腹胀气急，痛满欲绝，中恶暴卒。为峻厉直前之品。

济生四神丸　米汤送下两钱。

治命门火衰，不能交通君火而生脾土，以致遗精泄泻。为培土固肠之品。

直指香连丸　米汤送下丸两钱。

治湿热蕴蓄，赤白下痢，气滞不通，里急后重，暴注下迫。为开郁止痢之品。

戊己丸　开水送下二钱。

治脾胃为湿热所困，木火相乘，致纳谷不化，腹痛泄痢。为和中化湿之品。

丹溪越鞠丸　开水送下三钱。

治气血郁、痰郁、火郁、湿郁、食郁诸郁之症，无一不宜此丸。为六郁统治之品。

枳实消痞丸　开水送下三钱。

治湿蕴中宫，脾虚不运，恶食懒倦，胸膈闷胀，虚痞虚满。为消痞化食之品。

葛花解酲丸　好茶送下二钱。

治嗜酒太过，化湿化热，胸膈痞塞，暖气作酸或呕吐。为湿热两清之品。

脾约麻仁丸　滚汤送下二十丸。

治胃火乘脾，脾受约束，津液不生，大便硬结，小便赤数。为润燥通幽之品。

止痛良附丸　米汤送下三钱。

治寒气搏结，心胃疼痛，或时作时止，或经年不愈。此丸为理气暖胃之品。

七味豆蔻丸　滚汤送下三钱。

治久痢之症，阴分必虚，肠滑不固。法宜收涩，参以温化，为收涩温化之品。

大黄䗪虫丸　每服五分，日两服，温酒送下。

治五劳七伤，肌肤甲错，有积血内滞之症。能破坚攻瘀，为通闭补虚之品。

驻车丸　开水送下三钱。

治暑湿相混，伏于肠下，下痢疼痛，红白相兼，如脓如血。为行血止痢之品。

木香槟榔丸　姜汤送下三钱。

治胸满腹胀，泄泻下痢，里急后重，二便不通，一切实证。为行气消导之品。

香砂枳术丸　开水送下三钱。

治胸膈胀满，湿痰停留，呕吐泄泻，饮食不进。理脾和胃，为化滞消食之品。

茴香橘核丸　盐汤送下三钱。

治寒湿下注，搏结膀胱，酝酿而成肠癩、卵癩、水癩、气癩。为四疝消散之品。

三层茴香丸　盐汤送下三钱。

治元阳衰弱，寒湿成疝，脐腹疼痛，睾丸偏坠，阴囊臃肿。为善治寒疝之品。

沉香化气丸　开水送下三钱。

治中脘积滞，气不流行，胸膈痞闷，喘促气短，呕吐吞酸。为能升能降之品。

枳实导滞丸　开水送下三钱。

治湿热郁滞，胸膈痞闷，脘腹疼痛，呕吐泄泻，食积不化。为祛滞消食之品。

二味枳术丸　开水送下三钱。

治物滞肠胃，胸膈饱满，饮食不进。宜消导中参以补益，为消补兼施之品。

保和丸 开水送下三钱。

治食积饮停，腹痛泄泻，呕吐恶食，疟疾下痢，伤而未甚。为平和消食之品。

消痞阿魏丸 开水送下三钱。

治营卫失序，脾不运化，痞结胸腹，胀急而痛，推之不动。为消痞荡积之品。

逍遥散 开水送下三钱。

治血虚肝燥，潮热咳嗽，妇人肝木不舒，以致月经不调。为疏通条达之品。

痰饮咳嗽门

礞石滚痰丸 姜汤送下五十丸。孕妇忌服。

治久滞老痰壅塞中焦，搏于肠胃，盘踞经络，变生顽病。为冲痰峻厉之品。

竹沥达痰丸 姜汤送下三钱。

治痰火上逆，喘急难卧，痰迷心窍，昏沉不醒，如癫若狂。为冲痰和缓之品。

清气化痰丸 开水送下二钱。

治气能发火，火能役痰，痰随火升，火痰横行，变生百病。为清气降痰之品。

除痰二陈丸 姜汤送下三钱。

治痰饮为患，随气升降，无处不到，咳逆呕吐，头眩心悸。为化痰理气之品。

指迷茯苓丸 滚汤送下三钱。

治痰饮停滞，中脘闷塞；痰入经络，两臂疼痛，妇人肢肿。为利湿除痰之品。

金水六君丸 开水送下三钱。

治肺肾虚羸，风邪乘入，或生咳嗽，或见喘急，水泛为痰。为滋阴化痰之品。

四君子丸 开水送下三钱。

治脾胃虚弱，肺损痰多，气机不利，饮食减少，面黄肌瘦。为中正和平之品。

六君子丸 开水送下三钱。

治脾虚气虚，纳少痰多。补脾敛肺之中，又能理气散逆。为扶土除痰之品。

导痰小胃丸 每服五六分，开水送下。

治老痰、顽痰壅塞胸膈，喘急气粗，大便闭结，百端全生。为力猛效速之品。

疟疾半贝丸 每日服一钱五分，姜汤送下。

治疟留中脘，脾胃不和成疟，或先寒后热，或先热后寒。为疟疾统治之品。

仲景真武丸 开水送下三钱。

治真火下虚，不能制水，泛滥停留，腹痛自利，呕吐泄泻。为补土利水之品。

仲景十枣丸　米汤送下，每服一钱。

治悬饮咳逆，心下痞硬，胁下疼痛，干呕气短，伏饮水肿。为逐水利湿之品。

河间舟车丸　开水送下，每服一钱。

治水道壅遏，阳水泛滥，口渴面赤，气粗腹膨，二便闭结。为猛厉直前之品。

痫证镇心丸　滚汤送下九钱。

治痰火扰乱，卒然倒仆，口眼相引，手足搐搦，口流涎沫。为痫证镇心之品。

白金丸　菖蒲汤送下，每服一钱。

治忧惊痰火，塞于心窍，或喜笑而癫痴，或愤怒而狂乱。为涤痰开窍之品。

宁嗽丸　滚汤送下三钱。

治风邪袭肺，咳嗽痰多，气逆鼻塞，时流清涕，发热头痛。为清气消痰之品。

禹余粮丸　开水送下三钱。一名大针砂丸。

治脾失健运，肺气不行，肾关不利，遍身浮肿，气喘便秘。为水肿鼓胀之品。

治湿平胃丸　开水送下三钱。

治饮食不节，脾胃湿阻，或为积聚，或为胀满，或为泻痢。为消胀和中之品。

左金丸　开水送下一钱。

治左胁作痛，吞酸吐酸，筋疝痃结，一切肝火燥盛之证。为制木平肝之品。

三因控涎丹　姜汤送下，孕妇忌服，体实者服一钱。

治痰饮停注，胸膈闷胀，气脉不通，令人肩、背、项筋牵痛。为逐水攻痰之品。

诸风伤寒门

人参再造丸　竹沥汤送下一丸。

治中风诸病，口眼㖞斜，半身不遂，筋挛骨痛，痰气厥逆。为起死回生之品。

健步虎潜丸　开水送下三钱。

治精血不足，筋骨痿软，步履艰难，行动不健，劳热骨蒸。为精血兼补之品。

九制豨莶丸　温酒送下三钱。

治中风㖞斜，语言謇涩，肢软骨痛，风痹走痛，十指麻木。为透骨祛风之品。

神香苏合丸　竹沥汤送下一丸。

治中风中气，牙关紧闭，痰涎上壅，神识昏糊，小儿搐搦。为开窍通关之品。

蠲痛活络丹　温酒送下一丸。

治风中经络，手足不仁，历久不愈，背、肩、臂、腿节节作痛。为活血祛风之品。

局方牛黄清心丸　开水送下一丸。

治外邪传里，神识不清，痰涎迷窍，昏不知人，小儿惊搐。为入心开窍之品。

万氏牛黄清心丸　开水送下一丸。

治温邪内陷，包络受病，神昏谵语，小儿惊风，手足搐搦。为清心镇心之品。

牛黄至宝丸　灯心汤送下一丸。

治中风伤寒，温邪内陷，心包痰塞，灵窍昏糊，牙关紧闭。为开窍清神之品。

局方紫雪丹　流水送下一二分。

治温邪入营，阳狂叫走，发斑发黄，大人痧胀，小儿惊痫。为解毒清神之品。

神犀丹　开水送下十余粒。

治湿热暑疫，惊厥昏狂，谵语发斑，舌干舌赤，神识不清。为清热清心之品。

救苦玉雪丹　开水送下一丸。

治伤寒瘟疫，痰厥气闭，神识昏糊，谵语妄言，急惊抽搐。为慈悲普济之品。

太乙来复丹　开水送下十五丸。

治挥霍变乱，呕吐泻痢。理阴阳，通三焦。脉弱，上盛下虚[①]。为一阳来复之品。

局方碧雪丹　开水送下二钱。

---

① 脉弱，上盛下虚：疑在"呕吐泻痢"之后。

治大热发狂，心神昏愦，咽喉肿痛，口舌生疮，大小便闭。为清热散毒之品。

防风通圣散　开水送下二钱。孕妇忌服。

治风邪袭人，憎寒壮热，手足瘛疭，惊狂谵妄，大小便闭。为解表通里之品。

川芎茶调散　茶调送下三钱。

治风热上攻，偏正头痛，鼻塞痰盛，头晕目眩，止作无常。为轻扬解表之品。

玉屏风散　开水送下三钱。

治阳虚不能护卫于外，津液不固，自汗不止，畏寒恶风。为益卫固表之品。

凉膈散　蜜汤送下二钱。

治心火上盛，中焦燥实，烦渴目赤，吐衄唇裂，大小便闭。为泻火润燥之品。

小陷胸丸　开水送下二钱。

治伤寒误下致成小结胸证，在于心下而按之痛甚。为涤垢散结之品。

抵当丸　开水送下一二钱。

治太阳伤寒，热在下焦，小腹硬满，其人发狂，小便自利。为润下通利之品。

代抵当丸　开水送下一二钱。

治热结下焦，少腹痞满，小便自利，瘀热在里，血蓄膀胱。为咸寒润下之品。

按古二十四制清宁丸　赤痢，炒槐花汤送下；白痢，姜汤送下；淋痛，甘草梢汤送下。均三钱。

治五脏湿毒，秽恶火毒，或痢疾里急后重，或淋管作痛。为化湿涤热之品。

通幽半硫丸　米汤送下，每服四五十丸。

治气血两虚，畏冷喜热，虚闭冷闭，肠胃固结，欲便不便。为缓利通幽之品。

九转灵砂丸　盐汤送下三十丸。

治脏腑乖达，神迷鬼魅，头晕吐逆，沉寒痼冷，阳气欲脱。为摄阴济阳之品。

更衣丸　米汤送下一钱。

治水火不交，精液枯槁，肝火内炽，邪结肠胃，大便不通。为润燥通肠之品。

圣济鳖甲丸　姜汤送下三钱。

治阴阳相搏，邪正相争，三阴疟疾愈入愈深，经年不愈。为善驱阴疟之品。

人参鳖甲丸　参汤送下七丸，日服三次。

治正虚邪盛，久疟不愈，胁下癖块大如覆杯，名曰疟母。为扶正祛邪之品。

诸火暑湿门

黄连阿胶丸　米汤送下三钱。

治湿热久郁变而为痢，赤白兼下，里急后重，脐腹疼痛。为行气调血之品。

黄连上清丸 茶水送下三钱。

治三焦积热，心火上炎，火眼暴发，口舌生疮，咽喉肿痛。为降火清热之品。

噙化上清丸 临睡含化一丸。

治口舌生疮，咽喉肿痛。最能清泄上焦之热，止嗽清音，为清润上焦之品。

当归龙荟丸 开水送下二钱。

治肝胆之火，神妄志乱，惊悸搐搦，躁扰狂越，两胁腹痛。为清厥少腹之品。

六合定中丸 阴阳水送下二钱。

治霍乱吐泻，痧气腹痛，一切浊秽传染、四时不正之气。为拨乱反正之品。

藿香正气丸 温茶送下三钱。

治外感秽邪，内伤饮食，霍乱吐泻，腹痛胸闷，寒热疟疾。为辟秽祛邪之品。

清湿二妙丸 开水送下三钱。

治湿热入于阴分，注两足，或麻木酸软，或流走而疼痛。为利湿化热之品。

清湿三妙丸 开水送下三钱。

治湿热下注，腿膝两足肿痛痹麻，痿软无力，步履艰难。为疏散湿热之品。

黄病绛矾丸 米汤送下三钱。

治脾胃虚损，湿热中郁，发为黄疸，足腿浮肿，有痞块。为化湿除黄之品。

萆薢分清丸　开水送下三钱。

治湿热下注，膀胱淋浊，小便赤涩，溺管作痛，梦遗泄精。为祛湿薄火[①]之品。

太乙救苦丹　清水送下一锭。孕妇忌服。

治四时不正之气，天行时疫及感冒中恶与山岚瘴气。为卫生至宝之品。

丹溪小温中丸　参汤送下三钱。

治木旺乘土，健运失常，湿热蕴蒸，食下不化，腹胀如鼓。为利湿清热之品。

大温中丸　米汤送下三钱。

治脾为湿困，气为湿阻，或腹胀，或肿满，或黄胖，或水鼓。为运气化湿之品。

治痔脏连丸　温酒送下三钱。

治湿热蕴蓄，浊气毒血流连肛门成内外痔，坠重痛痒。为清热逐湿之品。

痔漏肠红丸　开水送下二钱。

治一切新久诸痔及肠风下血，脱肛痛痒，肠痈脏毒。此为可除痔根之品。

肠风槐角丸　开水送下三钱。

治风邪淫脾，阴络受伤，血溢下行，或为血痔，或为肠风。为疏风凉血之品。

---

① 薄火：清火之音。

妇科丸散门

千金保孕丸　滚水送下二三钱。

治妇人怀麟，腰背酸痛，经水忽下，以致胎漏，难于生育。为养血保孕之品。

调经养荣丸　开水送下二钱。

治月水不调，经来腹痛，赤白带下，腰膝酸痛，神疲肢软。为顺气活血之品。

调经种子丸　盐汤送下三钱。

治妇人经期或先或后，脉迟腹痛，喜热恶寒，难期子息。为和血宜男之品。

女科八珍丸　开水送下三四钱。

治月事不调，经闭不行，面黄肌瘦，力倦神疲，弄璋莫望[1]。为两和气血之品。

妇宝宁坤丸　当归汤送下三钱。

治胎动下血，产后恶露不尽，大便燥结，胎前产后难证。为女人至宝之品。

四制香附丸　开水送下三钱。

治气血凝滞，小腹疼痛，积瘀而成气块、血块一切之症。为行气活血之品。

---

[1] 弄璋莫望：璋是一种玉器，古人把它给男孩玩。弄璋即指生下男孩。弄璋莫望意为产后用八珍丸不要观望犹豫。

速产兔脑丸　米汤囫囵吞下一丸。

治临产痛甚，痛久不下，或横生、倒生、盘肠生，一切难产。为催生至灵之品。

秘制白带丸　开水送下三钱。

治奇经八脉不司约束，经水时下，白带淋漓，骨蒸潮热。为养血固经之品。

乌贼骨丸　鲍鱼汤送下三钱。

治妇人血枯，月事衰少，面黄形瘦，赤白带下，血块作痛。为和血温经之品。

固经丸　开水送下三钱。

治气火入血，血不归经，经行不止，崩中漏下，紫黑成块。为止脱泻火之品。

四物丸　开水送下三四钱。

治经脉不调，先后错乱，紫黑成块，经来腹痛，血枯经闭。为调经补血之品。

启功丸　开水送下三钱。

治妇人肢体丰肥，难于受孕，多为子宫脂满，湿痰满塞。为化痰燥湿之品。

女科白凤丸　盐汤送下三钱。

治月事参差，久不受孕。此丸能补虚和血，又调经种子。为功用甚伟之品。

玉液金丹　当归汤送下二丸。

治崩漏倒经，胎肿胎漏，子悬子冒，胎前胎后一切之症。为才德兼备之品。

失笑散 开水送下三钱。

治妇人产后胀闷作痛，恶露不行，上冲包络，下滞腹中。为祛瘀生新之品。

人参白凤丸 艾汤送下二三丸。

治胎前产后一切之症，年老妇人、劳弱室女皆可统治。为立起沉疴之品。

儿科丸散门

小儿万病回春丹 姜汤送下二三四丸。

治急慢惊风，撮口脐风，五疳虫积，泄痢斑疹，夜啼吐乳。为儿科统治之品。

牛黄抱龙丸 灯心汤送下一半丸。

治痰迷心窍，牙关紧闭，神昏不语，手足拘挛，一切危险。为散风定惊之品。

琥珀抱龙丹灯 心汤送下一半丸。

治风痰壅盛，烦躁惊悸，神识不清，牙关紧闭，搐搦不语。为清热涤痰之品。

秘授珍珠丸 薄荷汤送下，一岁一丸，一日三次为度。

治痰迷心窍，抽搐昏晕，牙闭不语，倏忽之间危险万状。为即时挽正之品。

犀角解毒丸 灯心汤送下一丸。

治胞胎积热，痘瘄后余毒未清，生疮生疖，鹅口马牙。是为清心泻肝之品。

五福化毒丸　生地汤化服一丸。

治小儿胎毒，头面生疮，咽喉肿痛，疹后、痘后余火未清。为清火化毒之品。

小儿滚痰丸　薄荷汤送下一丸。

治外感风寒，咳嗽发热，气急痰盛，面赤口渴，大便闭结。为祛风化痰之品。

消疳肥儿丸　米汤送下一丸。

治多食甜油，滞而不化，脾虚疳积，面黄肌瘦，发悴肤焦。为化积导滞之品。

使君子丸　空心，砂糖汤送下一丸。

治饮食停滞，湿热蒸郁，腹内生虫，硬满胀痛，骨瘦面黄。为和胃杀虫之品。

鸬鹚涎丸　灯心竹叶汤送下一丸。

治小儿感冒风寒，致咳嗽连声，无有已时，成鸬鹚咳嗽。为消风散寒之品。

兑金丸开水送下，一岁可服一分，按岁增加。

治腹痛泄泻，虫痛血结，小便如疳，大便五色，肢体浮肿。为小儿必服之品。

鸡肝散　开水送下，一岁服一分，一日三次，至五分为度。

治小儿肝火上冲，目生翳障，久而酿成瞽疾，成为废人。明目退翳之品。

眼科丸散门

杞菊地黄丸　盐汤送下三钱。

治真水不足，虚火上攻，眼赤肿痛，迎风流泪，怕日畏明。为滋阴降火之品。

明目地黄丸　盐汤送下三钱。

治肝肾两虚，瞳神散大，视物不清，流泪羞明，内生障翳。为肝肾并治之品。

石斛夜光丸　盐汤送下三钱。

治阳衰阴弱，瞳神散漫，昏如迷雾，视物成二，睛光淡白。为光明复见之品。

磁朱丸　米汤送下三钱。

治肝肾不足，心火炽盛，以致目光散大，视物昏花不清。为滋肾养肝之品。

扶桑丸　一名桑麻丸，盐汤送下四五钱。

治风火上升，两目肿赤。此丸凉血祛风，又能泽颜乌发。为养血胜风之品。

鹅毛管眼药　点两眼角。

治风火上攻，两目红肿，胬肉攀睛，痛如针刺，畏日羞明。为散风息火之品。

神效燥眼药　点两眼角。

治风热障翳，赤肿而痛，怕日畏风，多泪难开，眼弦赤烂。为清热散风之品。

神效眼癣药　敷眼眶上。

治眼眶红赤作痒，多泪涩痛难忍，历久不愈，冒风所致。为猛烈逐风之品。

光明水眼药　点后合目片时。

治新久风火，畏日怕风，昏花翳障，胬肉攀睛。为统治眼证之品。

八宝眼药　点后合目静坐。

治新久风火，畏日怕风，胬翳遮睛，无论七十二症目疾。为眼科至宝之品。

外科丸散膏丹门

圣灵解毒丸　开水送下三钱。

治恶疮，杨梅结毒，横痃鱼口，便毒下疳，一切无名肿毒。为合泻肝肠之品。

外科六神丸　开水送下十丸，磨敷、外敷亦可。孕妇忌服。

治痈疽发背，疔疮对口，流疽肠痈，横痃鱼口，一切乳疬。为外科最要之品。

外科犀黄丸　温酒送下三钱。

治乳疽瘰疬，横痃流注，下疳肠痈，发背对口。解热解毒，为大有奇效之品。

局方醒消丸　温酒送下三钱。

治疔毒壅聚，发背，对口横痃，便毒，一切无名肿毒之症。为止痛消毒之品。

黄连解毒丸　开水送下三钱。

治一切火毒，表里俱盛，吐衄发斑，口燥喉破，疮毒红肿。为泻火清毒之品。

疔科蟾酥丸　葱酒送下五六厘。上部食后服，下部食前服。亦可磨敷患处。

治疔疮暴发，寒热交争，口渴便闭，毒气壅塞，不得宣通。为疔科最要之品。

立马回疔丹　每用一粒入疔孔，外用疔膏盖之。

治疔毒走黄，毒气走散，心君受之，肿痛昏愦，危急万状。为旋乾转坤之品。

疔科飞龙夺命丹　好酒送下十丸。量人虚实加减。

治疔毒痈疽、发背恶疮，发而黑陷，毒气内攻。用以吐下，为攻毒峻厉之品。

梅花点舌丹　温酒含化咽下一二丸，被盖取汗。

治迅速疔疮、喉痈项肿，最为危险，及诸痈疽无名肿毒。为再造人命之品。

保安万灵丹　葱白汤送下三钱，被盖取汗。孕妇忌服。

治风寒湿痹，湿痰流注，附骨阴疽及鹤膝风、中风瘫痪。为通经散邪之品。

琥珀蜡矾丸　开水送下二三钱。

治一切疔毒发背，痈疽初起。服之毒从外出，不致内攻，为护膜护心之品。

三黄宝蜡丸　陈酒送下一丸，轻者半丸。调敷亦可。

治跌打损伤，闪腰挫气，毒物咬伤，车马踏伤，疼痛非常。为和血止痛之品。

神效嵝峒丸　陈酒送下一丸，重者二丸。磨敷，患处留头。孕妇忌服。

治痈疽瘰疬，跌打损伤，金疮刑伤，瘀血疼痛，一切恶疮。为行血消肿之品。

伤科七厘散　如打伤出血不止，以此掺之即止。服以酒送。

治跌打损伤，瘀血凝积，遍身肿痛，甚或当时昏愦不醒。为定痛化瘀之品。

小金丹　陈酒化服一二丸。

治一切疮疡痰核，流注瘰疬，乳岩已成未成，无不神效。为统治外证之品。

九龙丹　温酒送下九丸。泻后神疲，即用炒黄米以止之。

治鱼口便毒，杨梅广疮，悬痈，横痃。服之其毒从大便出，为逐毒下行之品。

黑虎丹

治发背痈疽，对口疔疮。未成即消，已成即溃，已溃提毒。为面面俱到之品。

坎宫锭子　清水磨涂患处。

治无名肿毒，焮赤红肿，疼痛异常，证非属阴，涂之立消。为以水制火之品。

离宫锭子　清水磨涂患处。

治一切疔疮肿毒初起，不觉疼痛，皮色不变，骤肿无头。为冰解雪消之品。

一粒珠 醋磨涂患处。

治对口搭手，痈疽发背，无名肿毒，未成可消，已成即溃。为诸疮独步之品。

一笔消 醋调涂患处。

治痈疽发背，诸疔恶疮，一切无名肿毒等症，肿痛异常。为立奏奇效之品。

吹耳红棉散

治耳内生脓，不胜肿痛，先用棉将脓搅尽后吹入此药。为消肿定痛之品。

牙痛一粒笑 以一粒塞于痛处。

治风痛、火痛、虫痛、一切牙痛，以此塞于痛处，立即止痛。为破涕为笑之品。

珠黄散

治咽喉肿痛，单双乳蛾，喉痹腐烂，牙疳口疳，舌糜龈肿。为润喉清咽之品。

日月珍珠散 用猪脊髓或鸡子清调敷，即时生皮，或干掺亦可。

治下疳腐烂，新肉难生，不能结皮，兼治汤火伤痛皮脱。为外科生肌之品。

诸胶门

全副虎骨胶

治气血两虚，筋骨急挛，瘫痪麻木，筋骨酸痛，伸屈不得。为养营息风之品。

四腿虎骨胶

治腰膝不遂，胫臂酸痛，一切痛风。又能杀鬼疰、疗痔漏。为强筋健骨之品。

纯黑驴皮胶

治肠风血痢。能清金滋水，养肝血，安心神，又保胎固漏。为专补营血之品。

麋角胶

治肾水亏损，腰膝不仁，阳痿不振，妇人崩漏，血海空虚。为补阴壮水之品。

鹿角胶

治肾阳不足，腰膝羸弱，妇人崩带，经水色淡，一切虚损。为补阳添精之品。

毛鹿胶

治肾元虚冷，腰膝无力，阳道不举，女人崩带，血闭不孕。为益阴助阳之品。

鹿肾胶

治阴盛阳衰。能温丹田，补元阳，暖子宫，止淋带，安五脏。为益阴壮阳之品。

霞天胶

治停痰积聚，厚味伤中，酒湿蛊胀。颇有推陈致新之妙，为健脾养胃之品。

黄明胶

治咳嗽肺痿，吐血咳血，衄血便血，女人血虚崩漏、带下。为补虚润燥之品。

龟板胶

治阴血不足，劳热骨蒸，腰膝酸痛，久泻久痢，崩漏五痫。为滋肾济阴之品。

鳖甲胶

治劳嗽骨蒸，往来寒热，温疟疟母，吐血，经阻难产，诸疮。为益阴和阳之品。

诸膏门

潞南上党参膏　开水送下三四钱。

治诸虚百损。能补中益气，调脾和胃，久服之聪耳明目。为延年益寿之品。

琼玉膏　开水送下三四钱。

治阴虚火旺，津液枯燥，咽痛口干，咳嗽吐衄，有声无痰。为滋阴润燥之品。

金樱子膏　开水送下三四钱。

治久痢不止，遗精梦泻，小便频数，元气下陷，腰脚酸痛。为固精闭气之品。

枇杷叶膏　开水送下三四钱。

治燥邪在肺，咳嗽。能激浊扬清，保柔金而肃治节。此膏为最利肺家之品。

鲜橄榄膏　开水送下三四钱。

治木火生痰，痰迷心窍，神昏痫厥，口流涎沫。消痰平肝，为清咽利膈之品。

夏枯草膏　开水送下二三钱。

治肝郁。清肝火，解内热，散结气，化湿痹，消瘰疬，退寒热。为捷效应响之品。

两仪膏　开水送下三四钱。

治法一能滋阴，一能补阳，俾阳生阴长，阳从阴化。此膏为阴阳两补之品。

代参膏　开水送下三四钱。

治诸虚百损。能补中益气，开胃健脾，又和五脏调六腑。为培养虚人之品。

益母草膏　黄酒送下三钱。

治血风血晕，血痛血淋，胎病难产，崩漏带下。祛瘀生新，为女科必须之品。

豨莶草膏　开水送下四五钱。

治肝肾风气，四肢麻痹，骨节酸痛，腰膝无力，风湿疮疡。为胜风祛湿之品。

雪梨膏　开水送下三四钱。

治肺有燥痰、胃有积热，止嗽、止烦渴，为解丹石烟煤、炙煿膏粱诸毒之品。

桑椹膏　开水冲服三四钱。

治能大补腰肾，添精益髓，养血荣筋，聪耳明目，乌须发。为补益真阴之品。

桑枝膏　陈酒冲服三四钱。

治跌打损伤，筋骨酸痛，瘀血凝滞，四肢麻木，肩背臂痛。为通筋活络之品。

花露门

金银花露

上甘寒，入肺，散热解毒，疗风止渴。能治痈疽、疥癣、血痢。有清化解毒之功。

木樨花露

上益脾补胃之佳品，平肝理气之妙味。善疗胸痞牙痛，有畅中流气之功。

玫瑰花露

上露，味酸能养肝，气香又舒脾。治烦闷郁结，土木不和。有柔肝舒脾之功。

甘菊花露

上益金水二脏，以制火而平肝，养目神，去目翳，去头风。有清血散风之功。

野蔷薇露

上散风邪，理湿热，疗诸疮，定惊悸，止消渴，漱口糜、口疳。有澈热化湿之功。

枇杷叶露

上清肺和胃，降气止嗽。治肺痰，解消渴，清暑气，止衄吐。有润肺清气之功。

白荷花露

上具轻清之气，可以清心脾、解暑热、消痰止血、除烦渴。有清香安神之功。

鲜荷叶露

上升发阳气，理脾和胃，破郁宣滞。痘疮倒靥，治之良美。有升发清阳之功。

鲜橘叶露

上平肝清肺，导滞化痰，润燥凉血，消痈散肿，又治疟疾。有润肺舒肝之功。

鲜稻叶露

上开胃清热，润肺生津，纳食扶元，和中补虚，气极中正。有甘缓调和之功。

薄荷叶露

上辛散清凉，治喉痛、牙痛、头目不利，疗一切风热为病。有散风疏邪之功。

鲜藿香露

上清热解暑，快气和中。治霍乱吐泻，绞肠腹痛，辟秽气。有芳香逐秽之功。

鲜青蒿露

上治疟疾，愈疥疮，能清暑热，散外邪，又善清劳瘵骨蒸。有祛热除烦之功。

鲜生地露

上降火滋阴，清金生液，可以统治实热燥结、血热妄行。有清热凉血之功。

鲜石斛露

上平胃气，除虚热，安神定惊，生津润燥，止自汗，清劳热。有清胃祛热之功。

地骨皮露

上降肺火，清肺肾热。治吐血、尿血、咳嗽，清有汗之骨蒸。有善清虚热之功。

鲜佛手露

上清肺悦脾，宽胸理气，为消痞之圣药，亦平肝之妙品。有畅气调脾之功。

鲜橄榄露

上开胃生津，化痰涤浊，除烦止渴，善消酒毒，最利咽喉。有解鱼、鳖①毒之功。

陈香橼露

上开胃化痰、宽中下气，为肝脾之要药，治胸膈之胀闷。有调胃畅中之功。

---

① 鳖：幼鳖有毒，误吃后严重中毒的可致死亡。

香谷芽露

上消食健脾、开胃和中，又能生津止渴、补虚损、益元气。有芳香快气之功。

秘制肺露

上润肺清金、化痰止嗽。善疗吐血、衄血，又平干咳、热咳。有专治肺证之功。

陈金汁露

上清痰火、消食积①，大解五脏实热、天行热狂、痘疮黑陷。有起死回生之功。

药酒香油门

京方五加皮酒

上能治行痹、痛痹，历节作痛，筋骨作痛，四肢软弱无力。有统治诸痹之功。

周公百岁酒

上治气弱血衰、亡血失精、五劳七伤及瘫痪不能屈伸。有寿臻期颐之功。

史国公药酒

上治风入经络、手足拘挛、半身不遂及瘫痪麻木等症。有通经活络之功。

---

① 消食积：原书为"清食积"，疑误，径改。

虎骨木瓜酒

上治骨节疼痛，筋拘脚痿，痰湿流注，半身不遂，诸般风证。有舒筋活血之功。

参桂养营酒

上能调气理血、和卫养营，故此酒能长精神而强筋骨，有补气扶阳之功。

养血愈风酒

上治血不养筋，发为行痹，遍身酸痛，手足牵强，诸风证。有行血泻风之功。

东洋参酒

上补养气血，调济阴阳，黑发乌发，聪耳明目，壮神扶元。有延年益寿之功。

白玫瑰露

上能舒肝郁，散气滞，宽中调中，和胃悦脾，理腹痛、胁痛。有调气畅中之功。

薄荷油　搽擦痛处。

上散风邪、宣火郁，治目赤头痛、咽痛齿痛、一切风热病。有逐风散邪之功。

玫瑰油　搽擦痛处。

上平肝气、舒郁结，疗胸膈不舒，治胸腹疼痛，其效如神。有舒开六郁之功。

丁香油　搽擦痛处。

上解寒气凝结，消风痹疼痛。又能杀虫逐臭，辟秽恶祛邪。有散风祛寒之功。

膏药门

参茸养元膏　烘贴脐上。

治男女忧思抑郁，劳倦色欲，一切虚损、阳痿阴弱之证。有祛病延年之功。

洞天毓真膏　烘贴脐上。

治五劳七伤、淋浊痞结、元虚气喘及瘫痪麻木诸虚证。有固本保元之功。

消痞狗皮膏　烘贴患处。

治一切痰气、痞块、癥瘕，血块积聚，腹胀疼痛，诸胀等证。有消坚化积之功。

万应宝珍伤膏　烘贴患处。

治跌倒损伤，风寒湿痹，瘫痪麻木，心胃气痛，劳伤等证。有挽正回阳之功。

三阴疟疾膏　未发之前烘贴脐上，手揉百转。孕妇忌用。

治牝疟、瘅疟、三阴疟，一切寒热往来、阴阳不和诸疟证。有逐疟搜邪之功。

万应头风膏　贴两太阳。

治偏正头风，或痛连眼眶而眉棱、头顶亦酸楚难忍者。有散风止痛之功。

牙痛玉带膏　贴在痛处。

治肾水亏虚不能涵木而作齿痛，风火虫牙痛而出血。有止痛如神之功。

痧气门 ①

卧龙丹

治诸痧中恶、霍乱五绝、诸般卒倒暴急之证。以少许吹鼻，嚏。垂危亦可以少许用凉水调灌。并治痈疽发背、蛇蝎蜈蚣咬伤，用酒调涂患处，立消。

白卧龙丹

专治夏令一切痧证，绞肠腹痛，霍乱吐泻，筋脉抽掣，瘟疫时气，伤暑受热，胸闷作吐，头眩鼻塞，岚瘴触秽，取嚏即愈。如病重者，用药一分，凉水调服。如中风卒然昏迷不省人事，可用此药二三厘吹入鼻中，男左女右，得嚏则醒，效速如神。孕妇忌服。

开关散

治番痧臭毒、腹痛如绞、气闭神昏欲脱之证。以少许吹鼻，得嚏则可以生。

万应痧气蟾酥丸

专治暑月贪凉饮冷，食物不洁，兼吸秽恶或痧胀腹痛，或霍乱吐泻。每用七丸纳舌下，少顷阴阳水下。研细，吹鼻亦可，取嚏。

诸葛行军散

治霍乱痧胀、山岚瘴疠及暑热秽恶诸邪直干包络，头目眩晕，不省

---

① 痧气门：原书此标题前有"沐树德堂"四字，今为保持各标题提法一致而改之。

人事，危急等症。并治口疮喉痛，点目治风热障翳，搐鼻辟时疫之气，用二三分开水调服。

人马平安散

治秽浊之气直干心包，神昏不语及一切时疫之邪。每用二三分凉开水服下。

飞龙夺命丹

治痧胀疗痛、霍乱转筋、厥冷脉伏、神昏危急之症。及受温暑瘴疫、秽恶阴晦诸邪，而眩晕痞胀，瞀乱昏狂；或卒倒身强，遗溺不语，身热瘛疭，宛如中风；或时证逆传，神迷狂谵，小儿惊痫，角弓反张，牙关紧闭诸症。以少许吹鼻取嚏，重者再用凉开水调服一分，小儿减半。

按：此丹芳香辟秽、化毒祛邪、宣气通营，全体大用，真有斩关夺隘之功，具起死回生之力。

绛血丹 一名八宝红灵丹。

治霍乱痧胀，肢厥脉伏，转筋昏晕，瘴疠时疫，暑毒下痢等症。并治喉痹牙舌诸病、烫火金刀诸伤，均搽患处。每用一分，凉开水送下，小儿减半。以药佩带身上，可避疫气。牛、马、羊瘟以此药点其眼即愈。

紫雪丹

治痧胀秽毒、心腹疗痛，霍乱火炽、躁瞀烦狂及暑火温热、瘴疫毒疠诸邪直犯膻中猝死，温疟发狂，越墙叫走，五尸五疰，鬼魅惊痫，急黄虫毒，麻痘火闭，口舌生疮，一切毒火邪火穿经入脏、蕴伏深沉、无医能治之证。每用三四分，至多一钱量，新汲水调灌。

碧血丹

治热极火闭、痧胀昏狂及霍乱误服热药、烦躁瞀乱及时疫愦乱、便闭发斑，一切积热咽喉肿痛、口糜龈烂、舌疮喉闭、水浆不下等。每用钱许，凉开水送下。喉病即以芦筒吹入喉中。齿痛涂搽患处。

三圣丹

治寒湿为病，诸痧腹胀，霍乱吐泻。每服九分，重者再服。

太乙玉枢丹　一名解毒万灵丹，又名太乙紫金锭。

治诸痧霍乱，疫疠瘴气，喉风五绝，尸疰鬼胎，惊忤癫狂，百般恶证及诸中毒、诸种痈疽、水土不服、黄疸鼓胀、蛇犬虫伤。内服外敷，攻难殚述，洵神方①也。每用一锭，凉开水磨冲服之。外证磨涂患处。

太乙紫金丹

治霍乱痧胀，岚瘴中毒，水土不服，喉风中恶，蛇犬虫伤，五绝暴卒，癫狂痈疽，鬼胎魔魅及暑湿温疫之邪弥漫、熏蒸神明、昏乱危急诸证。每用钱许，凉开水下，洵为济生之仙品。

纯阳正气丸

专治天行时疫，感瘴触秽，中满神昏，腹痛肚泻，绞肠痧证，霍乱转筋，并小儿急惊、痰迷心窍、四肢厥冷等证。每服五分，阴阳水送下。小儿减半，孕妇忌服。

万应午时茶

专治男妇老幼内伤饮食、外感风寒暑湿，以致寒热交作，霍乱吐泻，胸闷鼓胀，头疼骨痛，舌苦口干，腹痛便泻；或酒湿伤脾，倦怠恶食，及一切山岚瘴气、时疫传染、疟疾痢疾、不服水土等证。每用一块或二块，水煎温服。若风寒太甚，鼻流清涕，发热不休，加生姜二根同煎，热服，盖被取汗，立效。此茶性味和平，不寒不燥，居家出门，皆宜预备。夏日

---

① 神方：此下原有"方"字，疑衍而删。

煎服，可以代茶，能辟暑止渴、开胃进食，识者久已珍之。

甘露消毒丹　一名普济解疫丹。

专治湿温疬疫之病，发热倦怠，胸闷腹胀，肢酸咽痛，斑疹身黄，头重口渴，溺赤便闭，吐泻疟痢，淋浊疮疡等证。但看病人舌苔淡白，或厚腻，或干黄，是暑湿热疫之邪尚在气分，悉以此丹治之，立效。并去水土不服之症。

辟瘟丹

上丹分利阴阳，调和脏腑，济世之良方，卫生之至宝，药力虽猛而不伤元气。盖瘟疫、暑邪、一切秽气，染人最速，非此猛力辟之，不惟不能建功，其为祸也非浅，故病急而治亦急也。谨将引单列下，求治者因症取用可也。

治时行痧疫初起，呕恶，急服一锭，重者倍之。

治霍乱转筋，绞肠腹痛，或吐或泻，诸痧及急暴恶证。急服二锭。如证重一时不能骤解，再加倍服，以胸腹宽舒为度。

治霍乱吐泻，绞肠心痛，以及溺缢惊魇。如气未绝者，用姜汤磨服。

治中风、中暑、中痰，卒然仆地，不省人事。急服二锭，以开口为度。

治瘖疹初起，烂喉瘾疹。急服一锭，重者倍服。

治伤寒疟痢初起，化服一锭。如不止，可再化服一锭。

治肝胃疼痛，久积哮喘，呃逆，心腹胀痛，周身掣急及二便不通。化服一锭。

治妇女腹中结块，小儿惊痫，十积五痞。化服一锭。痘后余毒，用敷患处，已有头者，留头出毒。

治小儿痰壅惊风，五痞五积，黄肿疮瘤，用薄荷汤磨服；妇女经闭，用红花汤磨服；鼓胀噎膈，用麦芽汤磨服。

治蛇蝎、蜈蚣、蜂毒、汤火伤，以及疯犬疯兽咬伤、刀枪伤。用东流水磨服并敷患处。

治时行瘟疫。将此丹家内常焚，不致染疫。

寒霍乱吊脚痧药

痧为最急之证，吐泻并作为之。霍乱或有吐泻数次后两腿抽搐、手足痉挛，甚至肌肉尽削、气短声嘶、眼窝落陷、渴欲饮冷、周身冷汗如水，旦发夕死，至阴至危。考是证病起三阴，宜用温经通络之药。每服四五分，开水送下。

太乙救苦丹

专治男女老少上吐下泻、肢冷、霍乱转筋、头昏目花、不省人事，一切瘰疬痧疫痧等证。每服一瓶，计重四分，热姜汤送下，重者加倍，小儿减半。有起死回生之功。如至肉削声嘶、脉陷汗冷，急宜用高丽参三钱，熟附片三钱，煎浓汤送下。

霹雳回阳膏

治阳虚中寒，腹痛呕泻，转筋肢冷汗淋，苔白不渴，脉微欲绝者。每用二三分安脐中，以膏药封盖之，即病重者一时许亦愈。孕妇忌服。

来复丹

治上盛下虚，里寒外热，伏暑夹阴，霍乱危证。每服三十丸，白汤下。

白平安散

天气降，地气升，人在气交之中，偶触暴疠，猝然仆地，霎时神昏，皆不正之气或感触未深，即头目昏眩。将此丹入鼻，即能心畅神和，一种清凉之气直透脑顶。过秽浊之地，以鼻吸少许，自能辟邪祛秽。切勿以寻常瘀药视之。孕妇忌吸。

沐树德堂新增丁氏经验内科丸散膏丹

参燕百补丸（膏）

功能益髓添精，壮水制火，补气养血，宁心滋肾。或病后或戒烟后身体羸弱，诸虚百损；以及男子阳痿，妇人带下，劳伤咳嗽，腰膝酸软，心悸不寐，头眩耳鸣等症。久服却有转弱为强之力、延年益寿之功。每服三四钱丸（膏），用开水吞（冲）服。春夏服丸，秋冬服膏，最相宜也。

加味补天膏（丸）

肾为先天元气寓焉，脾为后天资生出焉。先天虚则浮阳易升，后天弱则生气不振，二天虚弱，百病丛生。此丸（膏）功能培养两天，大补气血，扶元固本，滋阴和阳，男子固精种子，妇人带下崩淋，诚为虚弱人之补品，戒烟后之妙丹。顾名思义，实有补天之功也。每日服三四钱，丸用开水送下，膏用开水冲服。

补脑养心膏（丸）

脑为髓海，藏于头骸，上贯颠顶，下通尾膂。西医谓顶脑一身主宰，五官百体皆受命焉。脑盛则诸体皆盛，脑衰则诸体皆衰，新学家谓人之思想皆属于脑筋之说所由来也。《灵枢经》曰："心者，君主之官，神明出焉。主明则下安，主不明则十二官危，使道闭塞而不通。"越人云："上智之人，心有七孔三毛；中智之人，五孔二毛；下智之人，有二孔一毛。愚蠢之人，无孔无毛。聪明思想，其发于心。"可知此两说虽有不同，其理实相同也。究人之聪明思想生发于心而运用在脑，心血足则思想捷，脑髓满则运用灵，补脑养心之法，诚不可不亟以讲求。此丸（膏）功能补脑养心，水火既济，益智强神，聪耳明目。治一切头痛眩晕、心悸少寐等症，男妇老少皆可服之，诚为世界转弱为强之妙品也。每日服三四丸，开水送下，膏用开水冲服。

首乌延寿丹

功能补气血，壮筋骨，强膝，乌须黑发，祛息内风，久久服之，延年益寿。此丹乃前明董宗伯先生所制，进呈御用，颇有功效，服之一月，百病若失，身轻强健，发白转黑。诸老臣周年常服，寿则期颐，咸称为不老灵丹。每服三四钱，开水送下。服此丸者须忌萝卜。

赤脚大仙种子丸

治少年酒色过度、精血虚寒、腰膝酸软、阳痿不举，妇人血气久亏、子宫寒冷、经事不调、难于孕育。此方得自仙传，清而不寒，温而不燥，有水火相济之功。男服则添精补髓，壮阳种子；女服则益气强阴，调经养血，久不生育者立可承孕。每日服四钱，开水送下。

加味大仙种子丸

专治年逾四五旬外，精寒力疲，阳事不举，举而不固，艰于嗣续者。此丸得自仙授，有坎离既济之功，男服则添精益髓，壮阳种子；女服则益气强阴，温精养血。不但有种子之功，更有转老还童之力。每日四钱，开水送下。

泰山磐石丸

治妇人气血两虚，或肥而不实，或瘦而血热，或肝脾素亏，倦怠少食，屡有堕胎之患。此方和平，能养肝脾气血，妇人滑胎，服此可保无虞。每日服三钱，开水送下。

加味乔脂痛经丸

治少年新婚男女不知禁忌，当经行未净遂即交合，则血海受伤，瘀滞结凝，每逢行经则腹痛不堪，即服此丸。每天三钱，开水送下。

大粒愈带丸

脾胃两亏，湿热入于带脉，如带下频频，久而不愈，延入虚损，殊可虑也。此丸培养之中兼寓清化之品，久服土旺湿化，带下自愈。每日空心服一粒，米饮送下。

清金保肺丸

治阴分不足，肝火犯肺，咳呛内热，形瘦痰红，脉来虚数，将成虚怯。早晚各服三钱，开水送下。

养肺定喘丸

治阴虚之体痰饮逗留，肺气不降，肾气不纳，咳嗽气喘，动则更甚等症。每日服三钱，开水送下。

哮吼紫金丹

治寒邪外束于肺，引动痰饮上逆以致喘哮咳嗽、不能平眠者，服之神效。如气体虚弱，不宜轻服。重证服五丸，轻证服三丸，冷茶送下。

保心丹

心为一身之主，不可受邪。凡一受邪，包络为病也。此丹能治心包一切诸病，驱邪涤痰，保心清神，伤寒温病，痰热蒙蔽心包，神识模糊，谵语妄言，阳狂阴颠，心悸不寐及小儿惊痫等症。每服五分，小儿减半，用淡竹油一两炖温送下，或用灯心一扎煎汤亦可。

龙虎癫狂丸

专治阴癫阳狂，不省人事，登高而歌，弃衣而走，或神呆静坐，语言不发，皆缘痰浊弥漫心包，神明不能自主也。大人每服三丸，童子服一丸，以温开水送下。此丸二十粒为一料，轻证一料可愈，重证两料无不痊。可服后非吐即泻，孕妇忌之。病愈后忌食猪肉二年为要。

定痫丸

痫证之发，猝然暴仆，口角流涎，叫喊之声有作畜类者，皆因痰涎入于经络心包所致。此丸功能化痰通窍、清神定志，治一切痫证神效之至。每服三钱，开水送下。

顺气化痰丸

肺体属金而主气，气逆则痰亦随之上逆，咳嗽痰鸣之症生焉。此丸能顺气化痰，气顺则痰火降而痰消。每日服三钱，开水送下。

九香如意丸

经云：诸气皆属于肺，诸痛皆属于肝。此丸能平肝理气、和胃调中，治一切胸脘腹痛等症，效验如神。每日服二钱，开水送下。

枷南九香如意丸

即九香如意丸加入枷南名贵之品，平肝理气，和胃调中，其效更神。每服二钱，开水送下。

清肝保脑丸

脑为髓海，肝火挟风热客于脑，则脑漏鼻渊，湿涕常流，鼻窍半塞半通。此丸能清肝疏风、养阴保脑，治鼻渊脑漏功效甚大，屡试屡应，未可忽视。每日服二钱，开水送下。

鼓胀丸

经云：诸湿肿满，皆属于脾。脾虚则肝木乘之，气聚湿凝，腹皮膨急，形大如鼓。此方专治一切鼓胀及疟痢后腹胀等症，效验如神。每日服二钱，小儿减半，开水送下。

东垣石水天真丸

专治下焦火衰，阳虚湿胜，膀胱无输化之权，阴水壅积，腿肿如斗，囊肿如瓜，肌肉坚硬，脐腹痼冷等证。每日服三钱，温酒送下。

气胀丸

此方得自秘授，专治气臌肤胀，应效如神，屡试屡验。每用二钱，开水送下，服后腹中响鸣，连放空气，则胀自松。

椒梅丸

专治腹有癥瘕，食积不消，积久酿湿生虫，胸腹攻痛。此丸能杀虫定痛、和中散痞，功效甚奇。每日服三钱，开水送下。

劳伤黄病补力丸

经云：脾属土而色黄。如劳力过度，饮食不节，则脾肾受伤，湿自内生，四肢倦怠，腰膝酸痛，面目色黄，形瘦纳少，渐成劳伤黄疸。此丸调理脾胃、宣化积湿，治脱力黄疸，功难尽述。每日服二钱，开水送下或米饮送下。

固精丹

治水亏火旺，精宫不固，遗泄频频，日久不愈。用此丹约二分许，以口津调成小丸，按在脐中，外用膏贴，日换一次。久用精关自固。

秘制止泻痢丸

治一切泻痢腹痛。每服四粒，小儿减半。此丸是用固本和中、消导宿滞以祛暑湿之品，并非硬截强塞，屡试屡验，未可泛视。

仙传通痢散

专治脾土不健或湿热内阻，或寒滞中伤而成赤白痢疾，服之神效。每服四分，小儿减半，炒苡米汤送下，或陈莱菔英汤送下。

万意通便丸

治大便不通，一切结肠烦躁燥结之证，通幽润肠之功，无过于此丸者。每服三粒，小儿一粒，五岁以上两粒。大便通后诸症皆安，神效无比。

经验愈疟丸

疟疾一证皆有邪痰蕴于膜原，寒热日作，或间日或三日而作。如不早治，经年累月久而不痊，腹内结块而成疟母，为害终身。此丸专治一切疟疾久而不愈，服之确有药到病除之功。每于未发前早一时许，吞服三四丸，开水送下，重证三四服，无不痊愈。

神效甘制戈半夏

专治老年痰火或中风痰厥，冷哮痰饮，寒痰呕吐，厥气、胃气，三阴久疟，痰迷痴癫，寒湿疝气，小儿寒闭，酒湿茶湿，一切痰病。每日服一钱，其效难以枚举。

十制参贝化橘红

专能消痰止嗽，开胃健脾，软坚润肠，除烦止渴生津，宁神解郁，理气和中，化滞消老痰实结，润燥通幽。噙化一钱许，满口生津，痰即消化，神效妙品。

镇江丁参领秘传大麻风丸

大麻风者，即毒疠之风也。发则身体麻木，白屑红斑相继而起，蔓延成片，形如蛇皮，甚则毒攻五脏，手足脱落，鼻柱崩塌，眼弦断裂，唇反声哑，败证蜂起，不可挽救。此丸应验异常，如眉毛未脱落者均可痊愈，即眉毛已脱，亦可变重为轻。但须先服汤药四剂，方可服此丸。每早晚服三钱，毛尖茶送下，久服自愈。汤药方另详于下。

附汤药方

荆芥穗、陈广皮、全当归、青防风、广木香、连翘壳、川羌活、川桂枝、怀牛膝、香白芷、海风藤、生薏仁、煨天麻、海桐皮、生甘草、左秦艽、苦参片、川续断、生苍术（各一钱），生姜（一片），黑枣（两个）。

上药用水两碗，煎至一碗，服后将药渣再煎一次服之。每天服一剂，四天后服前丸。能如法久服，效如影响。

安宫牛黄丸

此丸芳香化秽浊而利诸窍，咸寒保肾水而安心体，苦寒通火腑而泻心，用之妙方也。善治大人、小儿痉厥之因于热者。每服一丸，病重体实者日再服，小儿减半。如不知，再服半丸，银花薄荷汤下。

沐树德堂丁氏经验外科丸散膏丹汇编

外科琥珀定痛丸

治一切疮疽发背、疔毒恶疮、诸肿大毒疼痛不可忍耐，寝食难安者。即服三十余丸，开水送下，其痛立止，且有护膜保心之功，真外科之神丹也。

阳和丸

治一切阴疽、阴痰、流疽、流痰，寒气凝闭，疮色紫暗。服之可阴转为阳，腠理开通，未成能消，已成可溃，回阳活血，生肌收敛，神效之至。每服二三钱，开水送下。

拔管丸

治一切痈疽、肿毒、恶疮久溃不敛，致成瘘管，脓水浸淫，淋漓不止。每晨服三钱，开水送下，或米饮送下。多服自然管出疮敛，而得收功矣。

痔漏化管丸

痔漏一证，乃阴虚湿热下注，日久即成为管，脓血不止，以致面黄肌瘦。若不急治，身体日漏日虚。此丸服之，不须刀针挂线，其管自然可出，永不再发。每日空心送下二十丸，一月效。

喉科回春锭

治紧急喉风、喉痈、喉蛾肿痛闭塞危险诸症。以莱菔汁磨服一锭，重者二锭。并治斑疹隐伏，不能透发及小儿急惊等证，均获奇效。孕妇忌服。

大活络丹

治中风瘫痪，口眼歪斜，半身不遂，筋骨拘挛，手足麻木，痿痹，惊痛，痈疽，流注。此丹能开通诸窍、活血祛风，直达湿痰所结之处，功效甚大。两日服一丸，开水送下，或陈酒送亦可。

伤科紫金丹

治跌打损伤、筋骨损断、瘀血凝注，一切重伤及腰、脚、胁、肋、腿、股疼痛，血瘀气阻者。每日用陈酒化服一丸，神应无比。

伤科接骨神丹

治跌打损伤、筋断骨碎，周身筋骨疼痛难忍。服之能接骨续筋、活瘀定痛，乃伤科之至宝。每服一钱，伤重者二钱，陈酒送下。

军营七厘散

此散凡军营中、戏班中均宜储备之品。专治跌打损伤，筋骨疼痛。酒服一二分，立刻血活定痛，且能祛远年旧伤，外敷伤处亦效。

珠珀分清泻浊丸

治肝经湿热，毒火下注，淋浊管痛，小溲不利；并治下疳肿痛，腐烂而火盛者。每日空心开水服三钱，服后小便出如金黄色，三日后火毒消而淋浊自止，疳肿亦退。

宝光淋浊丸

此丸善治蓄精及花柳湿热酿毒、蕴结下焦，致患白浊，溺后刺痛。一切淋证，无论新久，服之立愈。每早空心开水吞服二粒，神效。

珠珀滋阴淋浊丸

治肾阴亏损，膀胱湿热未楚，致小便淋浊久而不止，或由花柳余毒未清、瘀精未净。每日空心开水服一二钱，灵效无比。诚淋浊门中收功之妙品也。凡淋浊证先服分清泄浊丸，次服宝光丸，继服珠珀滋阴淋浊丸，无有不愈者。

杨梅泻毒丸

治杨梅下疳初起之时，火毒炽盛。此丸每早空心开水服一钱许，其毒即从大便泻出矣。孕妇忌之。

八宝化毒丹

治杨梅结毒、花柳场中所染一切之毒，甚至口鼻腐烂、筋骨疼痛、诸治不效者。用此丹内服外掺，最为王道之治，多服毒根可除，永不再发，即后日生育，亦无余毒。每日服五分许，仙遗粮汤送下或用清热解毒露送下亦可。

清热解毒露

此露治杨梅下疳，一切结毒腐烂之证。每日温饮四五两，清热解毒之功无过于此。或送五宝丹、八宝化毒丹，均皆灵应。

结毒紫金丹

治梅毒上攻，咽喉腐烂，鼻塌顶陷等症。此丹能滋阴解毒，灵效非常。每日服三钱，以鲜土茯苓煎汤送下。重则两月收功，永无后患。

阳和膏

治一切阴疽、阴痰、流注，皮色不红，漫肿平塌，坚硬木痛。诸阴证未成者，贴之即消；已成已溃者，能活血生肌，大有阳和解凝之功。惟一切阳证红肿者忌贴。

硇砂消散膏

专治一切痈疽大毒，诸种恶疮、横痃、便毒、瘰疬结核、坚硬作痛。未成者，贴之即消；已成者，亦能以大化小、祛瘀生新，消散之功效甚大。惟疔毒与久溃诸疮忌贴。

消核膏

专治肝郁痰凝、瘰疬结核及乳岩等证。贴之即能消散，神效。

大红拔毒膏

治一切疮疡疔毒初起，贴之可消，已溃提毒，毒尽又能生肌。治瘰疬可以连根拔出及久年臁疮、小儿蟮蜞，贴之无不神效。

仙传三妙生肌膏

专治一切外证。未成即消，已成即溃，已溃即敛，故名"三妙"。无论痈疽、发背、对口疔疮、湿毒流注、杨梅结毒、乳痈、乳岩、跌打损伤、金疮出血、骨痛筋挛之证，均获奇效，而生肌收口之功尤速，真仙传之妙方也。

白玉化毒膏

专治一切湿热结毒、久年臁疮、杨梅毒疮等证，均能拔毒生肌，毒尽而疮自愈。真神方也，万勿轻视。惟疔疮忌贴。曾有人膝下至脚腕烂见骨者，三十余年百治不效，将此膏贴之半年，生肌收口后不复发，神效无匹。

十层夹纸膏

治腿脚臁疮腐烂日久，臭秽不堪，或痒或痛，久不收功者。以此膏贴之，即毒化肌生而愈，应效如神。用时将膏以针刺密孔扎之，一日一换。

生肌玉红膏

专治痈疽发背腐肉已去，新肉不生。将此膏摊于纸上贴之，新肉即生，疮口自敛。此外证药中收敛之神丹也。

黄连膏

专治一切疔疮热毒、破烂焮痛及汤火伤等证。将药摊于纸上贴患处，应效如神。

摩风膏

治肌肤燥裂、游风白屑，形如蛇皮，久延成片。即以此膏搽擦，能养血祛风、滋燥润肌，功难尽述。

冻疮膏

冻疮一症，皆由寒气凝结，气血不得流通，凝滞而成，每及冬令严寒则发，遇春则溃，痛痒兼作。此膏无论已溃、未溃，均可摊贴，功效甚奇。

疔科猪胆膏

专治一切阳证疔疮，焮红赤肿，痒痛麻木。未成者即消，已溃者即能提脓拔毒、止痛消肿，神效异常。

绿云膏

专治小儿蟮蜞头津脓不敛及一切诸毒恶疮破烂不敛。以此膏贴之，即能提脓拔毒、祛瘀生新，效验如神。

离宫锭

治疔毒初起，红肿焮痛，并治一切皮肉不变、漫肿无头、疼痛异常之证。以此用冷水磨涂，立可消散定痛，灵效如神。

十将消散丹

治一切痈疽发背、痰毒流注、瘰疬结核、坚肿作痛。以此丹掺膏上贴之，即能消散。惟已溃者禁用。

红升丹

治一切痈疽发背、诸种大毒破溃、疮口坚硬、肉色紫暗、脓毒不尽、难于收口者。以此丹掺上，即能祛腐拔毒，生肌长肉，诚外科中提毒之灵丹也。

白降丹

治痈疽大毒，一切无名肿毒初起者。以冷水调涂疮头，立刻消散；如已成脓，亦能咬头；如痈疽久不收口，致成漏管，亦能拔管化腐。真外科中夺命之金丹也。

九黄提毒丹

此治痈疽发背、疮疡肿毒破溃之后，以此丹撒于疮口，外用膏药遮盖，专能提脓拔毒、止痛消肿、祛腐生新。诚外证溃后提脓拔毒之神丹也。

桃花散

治一切痈疽疮疡溃后，脓水淋漓不得收口者。以此散撒疮口，外用膏贴，能提脓拔毒、生肌长肉而收口矣。

八宝生肌丹

治诸种疮毒溃久不愈因而成漏；或已用他药拔去漏管，仍不生肌；或毒尽而不长肉。用此丹掺上贴膏，立可收功。

七仙条

治一切毒疮、阴疽日久不愈，致成漏管，脓水淋漓。可将此条插入管中，拔出脓管，自能收功，其效如神。

下疳珍珠散

治下疳腐烂，脓水津淫，焮痛色红。用此丹掺上，自能清热解毒、祛腐生新、长肉收功，灵效异常。

八宝化痔丹　一名八宝月华丹。

痔疮名目虽多，皆由阴虚湿热下注，但此最易成漏，极难收功。凡患此痔者，以此丹用田螺水调搽，或用麻油亦可，或有脓水则干搽之，灵应非常。此本主人屡试屡验之妙丹也。

金锁玉匙散

治咽喉肿痛、双单乳蛾、喉痹咽闭、饮食难下、气逆痰壅及牙痛肺痛等症，即将此散连连吹入，自然立见奇功。

柳花中白散

治一切口疳牙疳，龈肿腐烂，口舌生疮，喉证溃腐。用此散每日吹患处五六次，即可奏效。

牛黄口疳丹

治男妇大小口疳喉疳、走马牙疳、牙岩舌岩腐烂作痛等证，日吹患处七八次，口疳即愈。

珠黄散

治咽喉腐烂、口舌碎痛、小儿胎毒、猴子疳等症，及梅毒上攻、蒂丁烂去者。用此丹内服外敷，则毒解火消而愈矣。

锡类散

治一切喉痧、喉疳、口疳腐烂作痛，痰涎甚多，汤饮难下。即用此丹吹入，能祛腐生新，喉患可愈。

黑八宝吹药

此丹专治一切咽喉诸症，统能治之。虽遇万分险危，烂喉急闭，命在须臾之间，吹之立能起死回生。诚喉科至宝。

牙疳口疳托药

治口疳、牙疳、口疮破烂靡腐，汤饮难入。急将此药一料，用鸡子清调敷脚底心，约一周时去之。能引火毒下降，口患自愈。

擦牙粉

此粉擦牙，永无牙痛之患，到老牙亦不坏，且使牙白如玉；又妙在满口生香，可免口臭，神妙无比。

牙痛药

治一切风寒火虫诸牙痛，痛极则寝食难安、受累无穷。本堂秘制此药，连连擦上，其痛立止。

头风膏

此膏治风热头痛及酒后吹风头痛。此膏贴之，俱有神效，且永不再发。

日月丹

肝开窍于目，赖肾水以光明。肾水亏耗，肝火上升，始而目赤流泪，继则星云翳障、胬肉赤筋旋螺兴起，视物不明。用此丹和人乳点之，翳障即消，胬肉即平，如乌云消开，日月光明矣。

湿疮药

治湿热诸疮脓窠，疥疮浸淫痒痛。用此药以麻油调搽，日用二次，能杀虫止痒、清热祛湿解毒，收功灵效非常。

经验火烫药

治汤火灼伤，焮红赤痛、皮肉腐烂、脂水津淫。用此药掺上，外以香油调敷，日用二次，功效无比。

愈癣药酒

治阴阳顽癣瘙痒异常，久而不愈，日化日大。每日用此酒搽擦一次，神效之至。

丁氏戒烟局批示及膏丸防单稿

禀办设局戒烟缘起说

　　天赋人以善良之心，有陷溺其心，则心非。天与人以美备之身，有戕贼其身，则身弱。洋烟一物，实为陷溺人心、戕贼人身之尤。仆目击心伤，屡欲拟戒烟条陈上之当道，以冀全人心而保人身，如无滔滔皆是，恐一发千钧，难于挽回，有志未逮以十余年。今奉圣谕，屡颁君心，转悔祸之机，民气咸新，人事有响明之会，诚千载一时不可多得者也。爰特具禀大宁立案请示，俾得制成膏丸，设局招戒，以酬素志云。禀稿职医丁泽周，禀为痛恶洋烟，热心劝诫，制成膏丸，试验灵效，恳求准予立案，给示设局招戒，并售膏丸以广劝诫事。窃念中国人民受鸦片之害至深且酷，无人不知。今朝廷痛恨实深，亟思与民禁革。现已奉谕旨饬戒，期以若干时日禁除净尽。各省设立稽征官膏公所，无非以征为禁之意。当此时会艰难，民穷财尽，欲求补救之道，自当以禁烟为首务。惟是鸦片之毒，染之易而除之甚难。昔林文忠公制方流传，信服戒除者亦颇不少。迨后禁令稍懈，以伪乱真，亦可慨矣。今市肆售卖戒烟丸林立，或药品霸道，服者百病丛生，畏难因循；或则意在网利，隐投吗啡，贻害更甚。如欲与民涮涤烟污，非溯本穷源不能除此大害。兹职医博览方书，深悉烟毒之流弊，染瘾之由不一，除瘾之法亦异，特将林文忠公正方为经、鄙意加减为纬，并添仁、义、理、智、信五种膏丸，为五脏因病成瘾而设，既可戒瘾，又能益体。凡亲友之罹烟毒者，试验辄效。今除瘾者已有数百人。每日吸烟若干，初服膏丸若干，七日减去一成。即烟瘾极重者，服之百天，无不真能断瘾，身体并无疾苦，饮食作事一切如常。断瘾之后，亦无他患。实为灵效异常，人所共见共闻。当此奉谕戒烟之时，自可极为推广，但施送难乎为继，劝导亦所及无多。今自筹资本，多制膏丸，先在沪地设立戒烟局，定额施送若干名，余分三等价目售卖，膏丸一律无异。上等有力之人，于药本之外，稍有利益，以资补助次等寻常之人，收回成本；三等艰窘之人，半送半售；其极贫苦者，施送不取分文。外埠有肯尽义务之人，可设分局办理，并继之演说，以广劝诫。职医愿尽义资，实为振兴国民起见，并非希图牟利。所制各种膏丸，诚属灵验，伏祈赞成美举。戒烟局暂设在美租界沐树德本号内厅，以节开支等费。素仰公祖大人痛恶烟害，为此具禀附呈戒烟方案抄本，恳求俯赐鉴核，准予立案，给示设局劝诫，并请保护，时与国民涤除痼瘾，实为公益云云。

堂　批

该职念国民之贻害，体朝廷拯溺之心，在沪设立戒烟局，定额施送，有力之人，酌取利益，以资补助。查阅抄本图说，穷源究委，脉理精详，果能如法炮制，何患烟瘾不除！应准如禀立案，并给示谕禁（抄本附）。

告　示

钦加三品衔，赏戴花翎，办理上海公共租界会审事务，即补府正堂关，为给示设局，以广劝诫事。据职医丁泽周禀称，窃念中国人民受鸦片烟之害者至深且酷，今朝廷亟思为民禁革，钦奉谕旨饬戒，期以时日，务使净尽。惟是鸦片之毒，染之易而除之甚难，昔林文忠公制方流传，信服戒除者亦颇不少。迨后禁令稍懈，以伪乱真，市肆售卖戒烟丸药，服者百病丛生，甚有隐投吗啡，贻害更甚。兹职医博览方书，深悉烟毒之流弊，染瘾之由不一，除瘾之法亦异，特将林文忠公真方为经、鄙意加减为纬，并添仁、义、理、智、信五种膏丸，为五脏因病成瘾而设，既可戒瘾，尤能益体。凡亲友之罢烟毒者，试验辄效，今除瘾者已有数百人。每日吸烟若干。约服膏丸若干，七日减去一成。即烟瘾极重者，服之百天，无不真能除瘾，身体并无疾苦，饮食作事一切如常。断瘾之后，亦无他患。其灵验为人所共见共闻。当此奉谕戒烟之时，自应亟为推广，但施送难乎为继，劝导亦所及无多。今拟自筹资本，多制膏丸，先在沪地设立戒烟局，定额施送若干名。余分三等价目售卖，膏丸一律无异。上等有力之人，于药本外稍取利益，以资补助次等寻常之人，收回成本；三等艰窘之人，半送半售；甚有极贫苦者，不取分文。外埠有肯尽义务之人，可设分局，以广劝诫。局设美租界沐树德本号内厅，俾节浮费。抄呈戒烟方案，恳求赞成义举，准予立案，给示设局，并请保护等情。据此，查鸦片流毒，中国为害已深，该职念国民之贻害，体朝廷拯溺之心，在沪设立戒烟局，定额施送，有力之人，酌取利益，以资补助，诚为利己利人。查阅抄方，穷源究委，脉理精详，果能如法炮制，何患痼瘾不除！除批准立案外，合行不谕，为此仰戒烟人等一体遵照。须知设局戒烟系为有瘾者除害，服药之人务各深信无疑。该医生于各种药料亦当精益求精，以期推广。其各遵照，切切特示。

光绪三十三年四月廿三日示

沐树德堂定贴

丁氏加减林文忠公真方戒烟补正丸

林公总督两广时，洋烟流毒已蔓延天下，于粤地尤盛。公莅是邦，悯斯民之蛊毒，制救世之良方，依法服之，获效颇奇。惟是方只载文忠政书丸凡两种：曰戒烟，曰补正。戒时当忌一切酸味也；补正者，辅正气以敌邪也。仆将人上瘾之原由，制方之妙用，原原本本告诸同胞。人之喉管有二：食管主饮食，下达二肠；气管主呼吸，周通五脏。气管本属清虚，不受一粒半滴之物，若物误入其中，即时咳逆必出之而后快。夫烟乃有气无形之物，故可吸入呼出，往来于五脏，虽其气已出，而其味仍留。人之所以精神骤涨者，胥藉胃间所纳谷气循环于经络，以培养其精神故也。今吸烟之人，其脏腑惯得烟气以克谷气，故常人一日不食谷，则饥而惫；吸洋烟者，视谷尤可缓对，时不吸烟则瘾而惫。无他，正气为邪气所制也。洋烟性毒而淫，味涩而滞，色黑而入于肝肾，故一吸之即能透于肉筋骨髓之中，而又能达于肢体皮毛之梢，遍身上下内外，无处不到。是以烟才下咽，自顶至踵均觉舒畅，遂溺其中。始则由渐而常，继则由常而熟。至于熟矣，内而脏腑经络，外而耳目手足，皆必得此烟气而后安。一旦无之，肾先告乏，故呵欠频作；肝因而困，故涕泪交流；肺病则痰涎并作；心病则痿软自汗必至；是时而起者，脾主信故也。戒烟、补正两丸，一除烟毒，一辅正元。戒烟丸方用附子，取其走而不守，能通行十二经也；升、柴升其清气，沉香直达下焦，四者相合，则彻乎上下表里，顷刻而能遍于一身矣。

顾吸烟之人中，气无不伤，阴液无不耗。中气伤则气不能化精而血衰，阴液耗则阴不能敛阳而脑空。故用人参、黄芪以补正气，燕窝、白木耳以增肾液，於术以补脾气，陈皮、木香以和诸气，皆所以安其中也；归身、首乌、连、柏以凉血而生血，且连、柏能杀附子之毒，以生一源之水，能制二相之火也；重用甘草者，不但可以补中益血，并能戒烟毒和诸药之不争也。此方气阴两补、寒热并用，炼以为丸，吞入于胃，行气于五脏，输精于经络，不俄顷亦即彻顶踵、遍内外，是以烟瘾不发，诸病不作。吞之数日后，设或将烟吸之，不独脏气与之扦格，即鼻孔闻之，亦已嫌其臭矣。补正丸方除去附子、木香、升、柴等，加入益气养阴、填精补脑之品。凡戒烟者，先吞戒烟丸。如烟一分，服药一分；每日吸烟几次，服药如之，均须于烟瘾前服之。至七日后，每日减戒烟丸一分，则以补正丸二分替之；减二分，则以四分替之。照此递推，互相加减，至戒烟丸减尽，再专服补正丸一月，非特瘾除食增、身体强壮，且有添精种子、延年益寿之能。可知文忠戒烟之法诚神乎其技，而立方之功亦千古不朽矣！

丁氏参燕百补戒烟膏丸

尝考鸦片一物，即是罂粟花结果之浆，产自印度，流入中国，迄今秦、晋、滇、蜀、淮、徐均为广行播植，花开炎夏，浆收烈日，故其性质纯阳猛烈，味苦而性收涩。一经灼食，即如置身云雾，暂觉精神骤涨，经旬累月，毒踞脏腑，即为害终身。贤者壮志消磨，智者耽逸戕身，其患不可胜数。仆素习岐黄，久居上海，欲除其害，须究其原嗜。此者熏肺、戕脾、伤肾，火炎于上，水亏于下，以致三阴亏损，脑气因而大伤，故蠡斯艰，壮志颓矣。问尝博考群书，药参中外，精选参、燕扶正之品，博求除毒涤瘾之味，创制参燕百补膏丸，功能滋肾润肺、养血补精、益命门真火、疗气血虚寒，服之瘾除食增，孱弱之体即转而为强壮之身。从此商农工贾，振作精神，我中国富强，易如反掌。若谓为济世神丹，则吾岂敢，亦窃愿我群生同登仁寿而已。

如烟瘾一钱，即服膏滋一钱，开水冲服；如烟瘾一两，即服膏滋一两；每日吸烟几次，服膏滋亦几次。服丸则用开水吞下，分量与服膏相同，均须于未发瘾之前服之。服至五日后即逐渐减去，迟则两月，速则一月，必能瘾除食增，精神健壮。是真王道戒烟之法焉。

丁氏仁义礼智信五种戒烟膏丸说

自鸦片烟流毒中国，士农工商悉受其害。格理溯源，戒烟除害，前章已剀切详明。现今屡奉明旨，各省督抚懔然告诫，严示禁止年限。

宵旰忧勤，上体天心，下作民气，有志之士，力戒者固属不少。仆加减林文忠公戒烟丸、补正丸，自制参燕戒烟百补膏丸，诚戒烟之正宗，为近世气体最合宜之良药。试戒之人，无一不视为善剂。戒烟绝瘾者，通都大邑，效验已有明征。然因病观望，视为畏途，甘于自误，不肯速戒者，亦属不少。究其原委，良由前昔以烟治病，迨病去瘾成，坐受其害。察其病情，厥有五端：一，胸腹气痛，肝病也；二，哮喘咳嗽，肺病也；三，诸疮疼痛，心病也；四，遗泄滑精，肾病也；五，赤白泻痢，脾病也。大抵因病吸烟，继则瘾成，瘾之所发，即毒之所种。是以追本溯源，按病立方，配制仁、义、礼、智、信五种戒烟膏丸，再加以调元善后，亦均应验。凡属因病成瘾者，以类求之，不但去瘾，兼可愈病。强种富国，百度维新，率土同胞，咸当仰体。

廑虑力图振作，虽叔季之世，亦可转而为唐虞之盛矣。

仁字百补戒烟膏丸

专治肝病而成瘾者。"肝者，将军之官，谋虑出焉"。于干支属木，于志为怒，于德为仁，且为刚脏，体阴而用阳也。血亏不能养肝，或郁怒伤肝，肝气拂逆于上，犯胃克脾，气机不得流通，为脘痛，为腹胀，为癥瘕等证。初则吸烟上瘾，自觉脘痛、腹胀轻减，迨至瘾成毒踞，其病依然如故。今特制"仁字戒烟膏丸"，为肝病上瘾者设，如能照法服之，无不屡试屡验。

义字百补戒烟膏丸

专治肺病而成瘾者。"肺者，相傅之官，治节出焉"。于干支属金，于志为忧，于德为义，且为娇脏，主清肃之令而下行也。脾虚湿郁生痰，留恋肺俞为哮喘、咳嗽，屡发不愈。或腠理日虚，动作多汗。初吸烟时自觉病减，迨至瘾成，病仍如故。今特制"义字戒烟膏丸"，为肺病上瘾者设，照法服之，无不应效如神。

礼字百补戒烟膏丸

专治心经病而上瘾者。"心者，君主之官，神明出焉"。于干支属火，于志为喜，于德为礼。其发于外者，为诸疮痛痒，皆属于心。热微则疮痒，热甚则疮痛，皆由营卫凝涩，不得流通之故。其本于内者，为思想过度，神情虚悸，因致惊惕、不寐等症。初吸烟时自觉诸症减轻，迨至瘾成，其病依然。今特制"礼字戒烟膏丸"，为诸病之本于心经者而设，亦良剂也。

智字百补戒烟膏丸

专治肾病而成瘾者。"肾者，作强之官，技巧出焉"。于干支属水，于志为恐，于德为智。肾水不能养肝，肝火入客下焦，鼓其精房，精宫不固，遗泄频频，或淋浊不止，或临事不举。经云：水亏于下，火动于中，成为白淫。白淫者，即男浊女带也。初吸烟时自觉精关稍固，迨至瘾成，精泄依然，而阳道更痿。今特制"智字戒烟膏丸"，为肾病上瘾者设。既能断瘾，又可固精，诚无偶之良方也。

信字百补戒烟膏丸

专治脾病而上瘾者。"脾胃者，仓廪之官，五味出焉"。于干支属土，于志为思，于德为信。胃主纳，脾主运。脾虚湿郁，运化失常，或命门衰微，蒸化无力，为腹鸣泄泻，赤白下痢；或津液干枯，大便闭结，浊气不降。初吸烟时自觉诸病有效，迨至瘾成，其病如故。今特制"信字百补膏丸"，为脾病上瘾者设，既能戒烟，又可运脾。有志之士请当试之，方知予言之不谬也。

以上五种膏丸，如烟一钱，即服药一钱。服药之多少随瘾之大小以加减之，七日后即可减去一成，渐减渐尽，永无后患，至中至正，诚王道戒烟之法也。

光绪三十三年端月

常州孟河甘仁丁泽周谨识

跋

　　历来医家，善治病者固多，善治病而又能制药以疗人病者实鲜。求其于丸、散、膏、丹，精益求精；炮制修合，慎之又慎，尤属难乎其人。吾乡丁甘仁先生，非特无党无偏，深入岐黄之室，抑且有原有本，穷究神农之经，选一方而方中之利害必参，立一法而法中之意义又周，宜其立起沉疴，顿回宿疾，俾沪地有口皆碑、同心共服也。仆禀赋本孱，每欲下帷奋志，而精力不逮，故弦诵之暇，亦兼读医书，藉以自养。然苦无师承，仍如夜行，而于丸散一门，尤属惝恍。今见是书，分门别类，皎若列眉，挈领提纲，明同观火，而于戒烟一途，尤能匠心独运，按经施治，诚发前人所未发，备时人所难备。是书一出，洵济世之慈航，渡人之宝筏也。今书告成，谨抒数语，以志渊源。

　　　　　　　　　　　　　　　　　　同乡晚生郑兆兰谨识

附　中药计量新旧对照换算表

1. 十六进位旧制单位与法定计量单位（克）换算

1 厘 =0.03125	3.5 钱 =10.9375
5 厘 =0.15625	4 钱 =12.5
1 分 =0.3125	4.5 钱 =14.0625
5 分 =1.5625	5 钱 =15.625
1 钱 =3.125	6 钱 =18.75
1.5 钱 =4.6875	7 钱 =21.875
2 钱 =6.25	8 钱 =25
2.5 钱 =7.8125	9 钱 =28.125
3 钱 =9.375	1 两 =31.25

2. 东汉容量单位与法定计量单位换算

1 升（东汉）=0.1981 升（法定计量单位）

3. 东汉重量单位与法定计量单位换算

1 斤 =99.25 克

1 两 =6.264 克